U0322293

临床常见病护理实践
LINCHUANG CHANGJIANBING HULI SHIJIAN

主编 邱玉丹 李媛媛 魏艳敏 张西迎

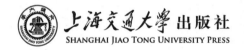

上海交通大学出版社
SHANGHAI JIAO TONG UNIVERSITY PRESS

内容提要

　　本书在撰写过程中坚持以实用为主，先介绍了护理学基本理论及重症护理；后全面系统地阐述了临床各科室常见病与多发病的护理，针对每种疾病简单概述了其病因、发病机制、临床表现、辅助检查、鉴别诊断等知识，着重讲解了护理诊断、护理目标、护理措施等内容。本书的编写遵循护士培养目标要求，内容深度、广度适合护理教师、护理专业学生及临床护理人员参考阅读。

图书在版编目（CIP）数据

　　临床常见病护理实践 / 邱玉丹等主编. --上海 ：上海交通大学出版社，2023.12

　　ISBN 978-7-313-28932-2

　　Ⅰ．①临… Ⅱ．①邱… Ⅲ．①常见病－护理 Ⅳ.①R47

　　中国国家版本馆CIP数据核字（2023）第115161号

临床常见病护理实践
LINCHUANG CHANGJIANBING HULI SHIJIAN

主　　编：邱玉丹　李媛媛　魏艳敏　张西迎
出版发行：上海交通大学出版社
邮政编码：200030
印　　制：广东虎彩云印刷有限公司
开　　本：710mm×1000mm　1/16
字　　数：211千字
版　　次：2023年12月第1版
书　　号：ISBN 978-7-313-28932-2
定　　价：198.00元

地　　址：上海市番禺路951号
电　　话：021-64071208
经　　销：全国新华书店
印　　张：12
插　　页：2
印　　次：2023年12月第1次印刷

编委会

主　编

邱玉丹（山东省青岛市市立医院）

李媛媛（山东省枣庄市立医院）

魏艳敏（山东省菏泽市第六人民医院）

张西迎（山东省单县东大医院）

副主编

胡　婷（山东省聊城市眼科医院/山东省聊城市第五人民医院）

聂春花（山东省菏泽市第六人民医院）

段少雪（湖北省襄阳市中心医院）

张　媛（河北省儿童医院）

前　言

　　护理的工作内容主要是在临床科室中协助医师诊疗、救治患者生命，共同促进患者康复，在医疗卫生事业的发展中有着不可替代的作用。当代医疗水平的不断提高，必然带动护理技术的提高，以及人民群众多样化、多层次的健康服务需求，都对护理工作人员的服务能力和临床护理实践提出更高的要求。同时随着科室划分的不断精细，临床护理理论在实践中得到不断更新，各个科室的护理要求也呈现出各具特色的护理程序。由此临床上出现了各种护理参考书，但是内容不统一。为了普及和更新基础护理学的知识，进一步满足护理相关专业人员的临床需要，帮助广大临床护理工作人员在工作中更好地认识、了解相关疾病，从而正确进行护理诊断和提供相应的护理措施，并最终提高临床常见疾病和多发疾病的治愈率，我们邀请了多个著名专家、教授精心编写了《临床常见病护理实践》一书，希望对护理工作人员、护理教育人员有所帮助。

　　本书在撰写过程中坚持以实用为主，先介绍了护理学基本理论及重症护理；后全面系统地阐述了临床各科室常见病与多发病的护理，针对每种疾病简单概述了其病因、发病机制、临床表现、辅助检查、鉴别诊断等知识，而着重讲解了护理诊断、护理目标、护理措施等内容。本书文笔流畅、精简易懂，具有科学性、指导性、可操作性等特点，并将专科护理的基础医学理论、基础护理知识、临床实际操作及各专业护理技能的应用融为一体，既突出了护理专业的理论性和系统性，又突出了护理的实用性和可操作性。本书的编写遵循护士培养目标要求，内容深度、广度适合护理教师、护理专业学生及临床护理人员参考阅读。

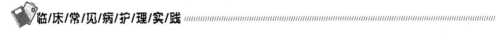

　　医学科学技术的发展日新月异,本书出版后难免其中有些护理技术或措施又有新的发展,若存在欠妥之处,恳切希望各位专家、同行及时批评和指正。

《临床常见病护理实践》编委会

2022 年 10 月

目　录

第一章

护理学基本理论

第一节 系 统 理 论

一、系统理论的产生

系统作为一种思想,早在古代就已萌芽,但作为科学术语使用,还是在现代。系统论的观点起源于 20 世纪 20 年代,由美籍奥地利理论生物学家路·贝塔朗菲提出,1932—1934 年,他先后发表了《理论生物学》和《现代发展理论》,提出用数学和模型来研究生物学的方法和机体系统论概念,可视为系统论的萌芽。1937 年,贝塔朗菲第一次提出一般系统论的概念。1954 年,以贝塔朗菲为首的科学家们创办了"一般系统论学会"。1968 年,贝塔朗菲发表了《一般系统论——基础、发展与应用》。系统论主要解释了事物整体及其组成部分间的关系以及这些组成部分在整体中的相互作用。其理论框架被广泛应用到许多科学领域,如物理、工程、管理及护理等,并日益发挥重大而深远的影响。

二、系统的基本概念

(一)系统的概念

系统是由相互联系、相互依赖、相互制约、相互作用的事物和过程组成的,具有整体功能和综合行为的统一体。各种系统,尽管它的要素有多有少,具体构成千差万别,但总有两部分组成:一部分是要素的集合;另一部分是各要素间相互关系的集合。

(二)系统的基本属性

系统是多种多样的,但都具有共同的属性。

1.整体性

组成系统的每个部分都具有各自独特的功能,但这些组成部分不具有或不能代表系统总体的特性。系统整体并不是由各组成部分简单罗列和相加构成的,各部分必须相互作用、相互融合才能构成系统整体。因此,系统整体的功能大于并且不同于各组成部分的总和。

2.相关性

系统的各个要素之间都是相互联系、相互制约,若任何要素的性质或行为发生变化,都会影响其他要素,甚至系统整体的性质或行为。如人是一个系统,作为一个有机体,由生理、心理、社会文化等各部分组成,其整体生理功能又由血液循环、呼吸、消化、泌尿、神经肌肉和内分泌等不同系统和组织器官组成。当一个人神经系统受到干扰,就会影响他的消化系统、心血管系统的功能。

3.层次性

对于一个系统来说,它既是由某些要素组成,同时,它自身又是组成更大系统的一个要素。系统的层次间存在着支配与服从的关系。高层次支配低层次,决定系统的性质,低层次往往是基础结构。

4.动态性

系统是随时间的变化而变化。系统进行活动,必须通过内部各要素的相互作用,能量、信息、物质的转换,内部结构的不断调整以达到最佳功能状态。此外,系统为适应环境,维持自身的生存与发展,需要与环境进行物质、能量、信息的交流。

5.预决性

系统具有自组织、自调节能力,可通过反馈适应环境,保持系统稳态,这样就呈现某种预决性。预决性程度标志系统组织水平高低。

三、系统的分类

自然界或人类社会可存在千差万别的各种系统,可从不同角度对它们进行分类。分类方法如下。

(一)按组成系统的要素性质分类

系统可分成自然系统与人造系统。自然系统如生态系统、人体系统等;人造系统如机械系统、计算机软件系统等。自然系统与人造系统的结合,称为复合系统,如医疗系统、教育系统。

(二)按组成系统的内容分类

系统可分为物质系统与概念系统。物质系统如动物、仪器等;概念系统如科学理论系统、计算机程序软件等。多数情况下,实物系统与概念系统是相互结合、密不可分的。

(三)按系统与环境的关系分类

系统可分为开放系统与封闭系统。封闭系统是指与环境间不发生相互作用的系统,即与环境没有物质、信息或能量的交换,事实上绝对的封闭系统是不存在的。与封闭系统相反,开放系统是指通过与环境间的持续相互作用,不断进行物质、能量和信息交流的系统,如生命系统、医院系统等。在开放系统中,按系统有无反馈可分为开环系统与闭环系统。没有反馈的系统称为开环系统,有反馈的系统称为闭环系统。

(四)按系统运动的属性分类

系统可分为动态系统与静态系统。动态系统如生物系统、生态系统;静态系统如一个建筑群、基因分析图谱等。

四、系统理论的基本原则及在护理实践中的应用

(一)整体性原则

整体性原则是系统理论最基本的原则,也是系统理论的核心。

1.从整体出发,认识、研究和处理问题

护理人员在处理患者健康问题时,要以整体为基本出发点,深入了解、把握整体,找出解决问题的有效方法。

2.注重整体与部分、部分与部分之间的相互关系

从整体着眼,从部分入手,把护理工作的重点放在系统要素的各种联系上。如医院的护理系统是指从护理部到病区助理护士,若任何一个要素薄弱,都会影响医院护理的整体效应。

3.注重整体与环境的关系

整体性原则要求护理人员在护理患者时,要考虑系统对环境的适应性,通过调整人体系统内部结构,使其适应周围环境,或是改变周围环境,使其适应系统发展的需要。

(二)优化原则

系统的优化原则是通过系统的组织和调节活动,达到系统在一定环境下最

佳状态,发挥最好功能。

1.局部效应应服从整体效应

系统的优化是与系统整体性紧密联系的,当系统的整体效应与局部效应不一致时,局部效应服从整体效应。护理人员在实施护理计划时,要善于抓主要矛盾,追求整体效应,实现护理质量、效率的最优化。

2.坚持多极优化

优化应贯穿系统运动的全过程。护理人员在护理患者时,为追求最佳护理活动效果,在确定患者健康问题、确定护理目标、制订护理措施、实施护理计划、建立评价标准时都要进行优化抉择。

3.优化的绝对性与相对性相结合

优化本身的"优"是绝对的,但优化的程度是相对的。护理人员在工作中选择优化方案时,应从实际出发、科学分析、择优而从,如工作中常会遇到病情复杂的患者或复杂研究问题,往往会出现这方面问题解决较好,而那方面问题却未能很好解决,且难找到完善的方案。这就要在相互矛盾的需求之中,选择一个各方面都较满意的相对优化方案。

(三)模型化原则

预先设计一个与真实系统相似的模型,通过对模型的研究来描述和掌握真实系统的特征和规律的方法称为模型化。在模型化过程中应遵循的原则称为模型化原则。在护理研究领域中应用的模型有多种,如形态上可分为具体模型与抽象模型,从性质上可分为结构模型与功能模型。在设计模型进行护理研究时,必须遵循模型化原则。模型化原则有以下 3 个方面。

1.相似性原则

模型必须与原型相似,这样建立的模型才能真正反映原型的某些属性、特征和运动规律。

2.简化原则

模型既应真实,又应是原型的简化,如无简化性,模型就失去它存在的意义。

3.客观性原则

任何模型总是真实系统某一方面的属性、特征、规律性的模仿,因此建模时,要以原型作为检验模型的真实性客观依据。

第二节 需要理论

一、需要概述

每个人都有一些基本的需要,包括生理的、心理的和社会的。这些需要的满足使人类得以生存和发展。

(一)需要的概念

需要是人脑对生理与社会要求的反应。人类的基本需要具有共性,在不同年代、不同地区或不同人群,为了自身与社会的生存与发展,必须对一定的事物产生需求,如食物、睡眠、情爱、交往等,这些需求反映在个体的头脑中,就形成了他的需要。当个体的需要得到满足时,就处于一种平衡状态,这种平衡状态有助于保持个体健康。反之,当个体的需要得不到满足时,个体则可能陷入紧张、焦虑、愤怒等负性情绪中,严重者可导致疾病的发生。

(二)需要的特征

1.需要的对象性

人的任何需要都是指向一定对象的。这种对象既可以是物质性的,也可以是精神性的。无论是物质性的还是精神性的需要,都必须有一定的外部物质条件才可获得满足。

2.需要的发展性

需要是个体生存发展的必要条件,如婴儿期的主要需要是生理需要,少年期则产生了尊重的需要。

3.需要的无限性

需要不会因暂时满足而终止,当某些需要满足后,还可产生新的需要,新的需要就会促使人们去开展新的满足需要的活动。

4.需要的社会历史制约性

人的各种需要的产生及满足均可受到所处环境条件与社会发展水平的制约。

5.需要的独特性

人与人之间的需要既有相同,也有不同,其需要的独特性是由个体的遗传因素、环境因素所决定。在临床工作中,护理人员应细心观察患者需要的独特性,及时给予合理的满足。

(三)需要的分类

常见的分类有两种。

1.按需要的起源分类

需要可分生理性需要与社会性需要。生理性需要如饮食、排泄等;社会性需要如劳动、娱乐、交往等。生理性需要主要作用是维持机体代谢平衡;社会性需要的主要作用是维持个体心理与精神的平衡。

2.按需要的对象分类

需要可分物质需要与精神需要。物质需要如衣、食、住、行等;精神需要如认识的需要、交往的需要等。物质需要既包括生理性需要,也包括社会性需要;精神需要是指个体对精神文化方面的要求。

(四)需要的作用

需要是个体从事活动的基本动力,是个体行为积极性的源泉。根据需要的作用,护理人员在护理患者时,既要满足患者的基本需要,又要激发患者依靠自己的力量恢复健康的需要。

二、需要层次理论

许多哲学家和心理学家试图将人的需要这一概念发展成理论,并用以解释人的行为。心理学家亚伯拉罕·马斯洛于1943年提出了人类基本需要层次论,这一理论已被广泛应用于心理学、社会学和护理学等许多学科领域。

(一)需要层次论的主要内容

马斯洛将人类的基本需要分为5个层次,并按照先后次序,由低向高依次排列,包括生理的需要、安全的需要、爱与归属的需要、尊敬的需要和自我实现的需要。

1.生理的需要

生理的需要是人类最基本的需要,包括食物、空气、水、温度(衣服和住所)、排泄、休息和避免疼痛。

2.安全的需要

人需要一个安全、有秩序、可预知、有组织的世界,以使其感到有所依靠,不被意外的、危险的事情所困扰,即包括安全、保障、受到保护以及没有焦虑和恐惧。

3.爱与归属的需要

人渴望归属于某一群体并参与群体的活动和交往,希望在群体或家庭中有一个适当的位置,并与他人有深厚的情感,即包括爱他人、被爱和有所归属,以免遭受遗弃、拒绝、举目无亲等痛苦。

4.尊敬的需要

尊敬的需要是个体对自己的尊严和价值的追求,包括自尊和被尊两方面。尊敬需要的满足可使人感到自己有价值、有能力、有力量和必不可少,使人产生自信心。

5.自我实现的需要

自我实现的需要是指一个人要充分发挥自己才能与潜力的要求,是力求实现自己可能之事的要求。

马斯洛在晚年时,又把人的需要概括为三大层次:基本需要、心理需要和自我实现需要。

(二)各需要层次之间的关系

马斯洛不仅将人的需要按照不同层次进行了划分,而且十分强调各层次之间的关系。他指出以下几点。

(1)必须首先满足较低层次的需要,然后再考虑满足较高层次的需要。生理需求是最低层次的,也是最重要的,人在最基本的生理需要满足后,才得以维持生命。

(2)通常一个层次的需要被满足后,更高一层的需要才会出现,并逐渐明显和强烈。例如,人的生理需要得到满足后,会争取满足安全的需要;同样,在安全的需要满足之后,才会提出爱和更高层次的需要。但是,有些人在追求满足不同层次的需要时会出现重叠,甚至颠倒。例如,有的科研工作者为探求科学真理(自我实现),不顾试验场所可能存在危害生命的因素(安全的需要);有的运动员为夺冠军,为祖国争光(自我实现),不考虑自己可能会受伤甚至致残(生理和安全的需要),也要勇往直前。

(3)维持生存所必需的低层次需要是要求立即和持续予以满足的,如氧气;越高层次的需要越可被较长久地延后,如性的需要、尊敬的需要等。但是,这些可被暂时延缓或在不同时期有所变化的需要是始终存在的,不可被忽视。

(4)人们满足较低层次需要的活动基本相同,如对氧的需要,都是通过呼吸运动来满足。而越是高层次的需要越为人类所特有,人们采用的满足方式越具有差异性,如满足自我实现需要的需要时,作家从事写作,科学家做研究,运动员参加竞赛等。同时,低层次需要比高层次需要更易确认、更易观测、更有限度,如人只吃有限的食物,而友爱、尊重和自我实现需要的满足则是无限的。

(5)随着需要层次向高层次移动,各种需要满足的意义对每个人来说越具有差异性。这是受个人的愿望、社会文化背景及身心发展水平所决定的。例如,有的人对有一个稳定的职业、受他人尊敬的职位就很满意了,而有的人还要继续学习,获得更高的学位,不断改革和创新。

(6)各需要层次之间可相互影响。例如,有些较高层次需要并非生存所必需,但它能促进生理功能更旺盛,使人的健康状态更佳、生活质量更高,如果不被满足,会引起焦虑、恐惧、抑郁等情绪,导致疾病的发生,甚至危及生命。

(7)人的需要满足程度与健康成正比。当所有的需要被满足后,就可达到最佳的健康状态。反之,基本需要的满足遭受破坏,会导致疾病。人若生活在高层次需要被满足的基础上,就意味着有更好的食欲和睡眠、更少的疾病、更好的心理健康和更长的寿命。

(三)需要层次论对护理的意义

需要层次论为护理学提供了理论框架,它是护理程序的理论基础,可指导护理实践有效进行。

(1)帮助护理人员识别患者未满足的需要的性质,以及对患者所造成的影响。

(2)帮助护理人员根据需要层次和优势需要,确定需要优先解决的健康问题。

(3)帮助护理人员观察、判断患者未感觉到或未意识到的需要,给予满足,以达到预防疾病的目的。

(4)帮助护理人员对患者的需要进行科学指导,合理调整需要间关系,消除焦虑与压力。

三、影响需要满足的因素

当人的需要大部分被满足时,人就能处于一种相对平衡的健康状态。反之,会造成机体环境的失衡,导致疾病的发生。因此,了解可能引起人的需要满足的障碍因素十分必要。

(一)生理的障碍

生理的障碍包括生病、疲劳、疼痛、躯体活动有障碍等,如因腹泻而影响水、电解质的平衡及食物摄入的需要。

(二)心理的障碍

人处于焦虑、恐惧、愤怒、兴奋或抑郁等状态时会影响基本需要的满足,如引起食欲缺乏、失眠、精力不集中等。

(三)认知的障碍和知识缺乏

人要满足自身的基本需要是要具备相关知识的,如营养知识、体育锻炼知识和安全知识等。人的认知水平较低时会影响对有关信息的接受、理解和应用。

(四)能力障碍

一个人具备多方面能力,如交往能力、动手能力、创造能力等。当个体某方面能力较差,就会导致相应的需要难以满足。

(五)性格障碍

一个人性格与他的需要产生和满足有密切关系。

(六)环境的障碍

如空气污染、光线不足、通风不良、温度不适宜、噪音等都会影响某些需要的满足。

(七)社会的障碍

缺乏有效的沟通技巧、社交能力差、人际关系紧张、与亲人分离等都会导致缺乏归属感和爱,也可影响其他需要的满足。

(八)物质的障碍

需要的满足需要一定的物质条件,当物质条件不具备时,以这些条件为支撑的需要就无法满足。如生理需要的满足需要食物、水;自我实现的需要的满足需要书籍、实验设备等。

(九)文化的障碍

如地域习俗的影响、信仰、观念的不同、教育的差别等,都会影响某些需要的满足。

四、患者的基本需要

一个人在健康状态下能够由自己来满足各类需要,但在患病时,情况就发生了变化,许多需要不能自行满足。这就需要护理人员作为一种外在的支持力量,帮助患者满足需要。

（一）生理的需要

1.氧气

缺氧、呼吸道阻塞、呼吸道感染等。

2.水

脱水、水肿、电解质紊乱、酸碱失衡。

3.营养

肥胖、消瘦、各种营养缺乏、不同疾病（如糖尿病、肾脏疾病）的特殊饮食需要。

4.体温

过高、过低、失调。

5.排泄

便秘、腹泻、大小便失禁等。

6.休息和睡眠

疲劳、各种睡眠形态紊乱。

7.避免疼痛

各种类型的疼痛。

（二）刺激的需要

患者在患病的急性期，对刺激的需要往往不很明显，当处于恢复期时，此需要的满足日趋重要。如长期卧床的患者，如果他心理上刺激的需要、生活上活动的需要不能得到满足，那就意味着其心理上、生理上都在退化。因此，卧床患者需要翻身、肢体活动，以减轻或避免皮肤受损、肌肉萎缩等。

长期单调的生活不但会引起体力衰退、情绪低落，而且智力也会受到影响，故应注意环境的美化，安排适当的社交和娱乐活动。对于长期住院的患者，更应注意满足其刺激的需要，如布置优美、具有健康教育性的住院环境，病友之间的交流和娱乐等。

（三）安全的需要

患病时由于环境的变化、舒适感的改变，安全感会明显降低，如担心自己的健康没有保障；寂寞和无助感；怕被人遗忘和得不到良好的治疗和护理；对各种检查和治疗产生恐惧和疑虑；对医护人员的技术不信任；担心经济负担问题等。具体护理内容包括以下两点。

1.避免身体伤害

应注意防止发生意外,如地板过滑、床位过高或没有护栏、病室内有噪音、院内发生交叉感染等均会对患者造成伤害。

2.避免心理威胁

应进行入院介绍和健康教育,增强患者自信心和安全感,使患者对医护人员产生信任感和信赖感,促进治疗和康复。

(四)爱与归属的需要

患病住院期间,由于与亲人的分离和生活方式的变化,这种需要的满足受到影响,就变得更加强烈,患者常常希望得到亲人、朋友和周围人的亲切关怀、理解和支持。护理人员要通过细微、全面的护理,与患者建立良好的护患关系,允许家属探视,鼓励亲人参与患者护理的活动,帮助患者之间建立友谊。

(五)自尊与被尊敬的需要

在爱和所属的需要被满足后,患者也会感到被尊敬和被重视,因而这两种需要是相关的。患病会影响自尊需要的满足,患者会觉得因生病而失去自身价值或成为他人的负担,护理人员在与患者交往中,应始终保持尊重的态度、礼貌的举止。

注意帮助患者感到自己是重要的、是被他人接受的,如礼貌称呼患者的名字,而不是床号;初次与患者见面时,护士应介绍自己的名字;重视、听取患者的意见;让患者做力所能及的事,使患者感到自身的价值。

在进行护理操作时,应注意尊重患者的隐私,减少暴露,为患者保密,理解和尊重患者的个人习惯、价值观、宗教信仰等,不要把护士自己的观念强加给患者,以增加其自尊和被尊感。

(六)自我实现的需要

个体在患病期间最受影响且最难满足的需要是自我实现的需要。特别是能力严重丧失时,如失明、耳聋、失语、瘫痪、截肢等。但是,疾病也会对某些人的成长起到促进作用,从而对自我实现有所帮助。此需要的满足因人而异,护理的功能是切实保证低层次需要的满足,使患者意识到自己有能力、有潜力,并加强学习,为自我实现创造条件。

五、满足患者需要的方式

护理人员满足患者需要的方式有3种。

(一)直接满足患者的需要

对于暂时或永久丧失自我满足某方面需要能力的患者,护理人员应采取有效措施来满足患者的基本需要,以减轻痛苦,维持生存。

(二)协助患者满足需要

对于具有或恢复一定自我满足需要能力的患者,护理人员应有针对性地给予必要的帮助和支持,提高患者自护能力,促进早日康复。

(三)间接满足患者的需要

可通过卫生宣教、健康咨询等多种形式为护理对象提供卫生保健知识,避免健康问题的发生或恶化。

第三节 自理理论

奥瑞姆是美国著名的护理理论学家之一。她在长期的临床护理、教育和护理管理及研究中,形成和完善了自理模式。强调护理的最终目标是恢复和增强人的自护能力,对护理实践有着重要的指导作用。

一、自理理论概述

奥瑞姆的自理模式主要包括自理理论、自理缺陷理论和护理系统理论。

(一)自理理论

每个人都有自理需要,而且因不同的健康状况和生长发育的阶段而不同。自理理论包括自我护理、自理能力、自理的主体、治疗性自理需要和自理需要等五个主要概念。

(1)自我护理是个体为维持自身的结构完整和功能正常,维持正常的生长发育过程,所采取的一系列自发的调节行为。人的自我护理活动是连续的、有意义的。完成自我护理活动需要智慧、经验和他人的指导与帮助。正常成人一般可以进行自我护理活动,但是婴幼儿和那些不能完全自我护理的成人则需要不同程度的帮助。

(2)自理能力是指人进行自我护理活动的能力,也就是从事自我照顾的能力。自理能力是人为了维护和促进健康及身心发展进行自理的能力,是一个趋于成熟或已成熟的人的综合能力。人为了维持其整体功能正常,根据生长发育的特点和健康状况,确定并详细叙述自理需要,进行相应的自理行为,满足其特殊需要,比如人有预防疾病和避免损伤的需要,在患病或受损伤后,有减轻疾病或损伤对身心损害的需要。奥瑞姆认为自理能力包括 10 个主要方面。①重视和警惕危害因素的能力:关注身心健康,有能力对危害健康的因素引起重视,建立自理的生活方式。②控制和利用体能的能力:人往往有足够的能量进行工作和日常生活,但疾病会不同程度地降低此能力,患病时人会感到乏力,无足够的能量进行肢体活动。③控制体位的能力:当感到不适时,有改变体位或减轻不适的能力。④认识疾病和预防复发的能力:患者知道引发疾病的原因、过程、治疗方法及预后,有能力采取与疾病康复和预防复发相关的自理行为,如改善或调整原有的生活方式,避免诱发因素、遵医嘱服药等。⑤动机:是指对疾病的态度。若积极对待疾病,患者有避免各种危险因素的意向或对恢复工作回归社会有信心等。⑥对健康问题的判断能力:当身体健康出现问题时,能作出决定,及时就医。⑦学习和运用与疾病治疗、康复相关的知识及技能的能力。⑧与医护人员有效沟通,配合各项治疗和护理的能力。⑨安排自我照顾行为的能力,能解释自理活动的内容和益处,并合理安排自理活动。⑩从个人、家庭和社会各方面,寻求支持和帮助的能力。

(3)自理的主体是指完成自我护理活动的人。在正常情况下,成人的自理主体是本身,但是儿童、患者或残疾人等的自理主体部分是自己、部分为健康服务者或是健康照顾者,如护士等。

(4)治疗性自理需要:在特定时间内,以有效的方式进行一系列相关行为以满足自理需要,包括一般生长发育的和健康不佳时的自理需要。

(5)自理需要:为了满足自理需要而采取的所有活动,包括一般的自理需要,成长发展的自理需要和健康不佳的自理需要。

一般的自理需求:与生命过程和维持人体结构和功能的整体性相关联的需求。①摄取足够的空气、水和食物。②提供与排泄有关的照料。③维持活动与休息的平衡。④维持孤独及社会交往的平衡。⑤避免对生命和健康有害因素。⑥按正常规律发展。

发展的自理需求:与人的成长发展相关的需求;不同的发展时期有不同的需求;有预防和处理在成长过程中遇到不利情况的需求。

健康不佳时的自理需求:个体在身体结构和功能、行为和日常生活习惯发生变化时出现的自理需求,包括:①及时得到治疗。②发现和照顾疾病造成的影

13

响。③有效地执行诊断、治疗和康复方法。④发现和照顾因医护措施引起的不适和不良反应。⑤接受并适应患病的事实。⑥学习新的生活方式。

（6）基本条件因素：反映个体特征及生活状况的一些因素，包括年龄、健康状况、发展水平、社会文化背景、健康照顾系统、家庭、生活方式、环境和资源等。

(二)自理缺陷理论

自理缺陷理论是奥瑞姆理论的核心，是指人在满足其自理需要方面，在质或量上出现不足。当自理需要小于或等于自理主体的自理能力时，人就能进行自理活动。当自理主体的自理能力小于自理需要时，就会出现自理缺陷。这种现象可以是现存的，也可以是潜在的。自理缺陷包括两种情况：一种是当自理能力无法全部满足治疗性自理需求时，即出现自理缺陷；另一种是照顾者的自理能力无法满足被照顾者的自理需要。自理缺陷是护理工作的重心，护理人员应与患者及其家属进行有效沟通，保持良好的护患关系，以确定如何帮助患者，与其他医疗保健专业人士和社会教育性服务机构配合，形成一个帮助性整体，为患者及其家属提供直接帮助。

(三)护理系统理论

护理理论系统是在人出现自理缺陷时护理活动的体现，是依据患者的自理需要和自理主体的自理能力制定的。

护理力量是受过专业教育或培训的护士所具有的护理能力，即了解患者的自理需求及自理力量，并作出行动、帮助患者，通过执行或提高患者的自理力量来满足治疗性自理需求。

护理系统也是护士在护理实践中产生的动态的行为系统，奥瑞姆将其分为3个系统：即全补偿护理系统、部分补偿系统、辅助教育系统。各护理系统的适用范围、护士和患者在各系统中所承担的职责如下所述。

1.全补偿护理系统

患者没有能力进行自理活动；患者神志和体力上均没有能力；虽然神志清楚，知道自己的自理需求，但体力上不能完成；虽然体力上具备，但存在精神障碍无法对自己的自理需求作出判断和决定，对于这些患者需要护理给予全面的帮助。

2.部分补偿护理系统

这是满足治疗性自理需求，既需要护士提供护理照顾，也需要患者采取自理行动。

3.辅助教育系统

患者能够完成自理活动,同时也要求其完成;需要学习才能完成自理,没有帮助就不能完成。护士通过对患者提供教育、支持、指导,提高患者的自理能力。

这3个系统类似于我国临床护理中一直沿用至今的分级护理制度,即特级护理和一级护理、二级护理和三级护理。

奥瑞姆理论的特征:其理论结构比较完善且有新意;相对简单而且易于推广;奥瑞姆的理论与其他已被证实的理论、法律和原则也是一致的;奥瑞姆还强调了护理的艺术性及护士应具有的素质和技术。

二、自理理论在护理实践中的应用

奥瑞姆的自理理论被广泛应用在护理实践中,她将自理理论与护理程序有机地联系在一起,通过设计好的评估方法和工具评估患者的自理能力及自理缺陷,以帮助患者更好地达到自理。她将护理程序分为以下3步。

(一)评估患者的自理能力和自理需要

在这一步中,护士可以通过收集资料来确定病种存在哪些自理缺陷及引起自理缺陷的原因,评估患者的自理能力与自理需要,从而确定患者是否需要护理帮助。

1.收集资料

护士收集的资料包括患者的健康状况,患者对自身健康的认识,医师对患者健康的意见,患者的自理能力,患者的自理需要等。

2.分析与判断

在收集自理能力资料的基础上,确定以下问题:①患者的治疗性自理需要是什么。②为满足患者的治疗性自理需求,其在自理方面存在的缺陷有哪些。③如果有缺陷,由什么原因引起的。④患者在完成自理活动时具备的能力有哪些。⑤在未来一段时间内,患者参与自理时具备哪些潜在能力,如何制订护理目标。

(二)设计合适的护理系统

根据患者的自理需要和能力,在完全补偿系统、部分补偿系统和辅助教育系统中选择一个合适的护理系统,并依据患者智力性自理需求的内容制订出详细的护理计划,给患者提供生理和心理支持及适合于个人发展的环境,明确护士和患者的角色功能,以达到促进健康、恢复健康、提高自理能力的目的。

（三）实施护理措施

根据护理计划提供适当的护理措施,帮助和协调患者恢复和提高自理能力,满足患者的自理需求。

第四节　健康系统理论

贝蒂·纽曼于1970年提出了健康系统模式,后经两年的完善于1972年在《护理研究》杂志上发表了"纽曼健康系统模式"一文。经过多次修改,于1988年再版的《纽曼系统模式在护理教育与实践中的应用》中阐述了纽曼的护理观点,并被广泛地应用于临床护理及社区护理实践中。

一、健康系统理论概述

纽曼健康系统模式主要以格式塔特心理学为基础,并应用了贝塔朗菲的系统理论,席尔压力与适应理论及凯普兰三级预防理论。主要概念如下。

（一）个体

个体是指个体的人,也可为家庭、群体或社区,是与环境持续互动的开放系统,称为服务对象系统。

1.正常防御线

正常防御线是指每个个体经过一定时间逐渐形成对外界反应的正常范围,即通常的健康/稳定状态。它是由生理的、心理的、社会文化的、发展的、精神的技能组成,用来对付应激原的。这条防御线是动态的,与个体随时需要保持稳定有关。一旦压力源入侵正常防线,个体发生压力反应,表现为稳定性减低和产生疾病。

2.抵抗线

抵抗线是防御应激原的一些内部因素,其功能是使个体稳定并恢复到健康状态(正常防御线)。它保护的是基本结构,并且当环境中的应激原侵入或破坏正常防御线时,抵抗线会被激活,例如:免疫机制,如果抵抗线的作用(反应)是有效的,系统可以重建;但如果抵抗线的作用(反应)是无效的,其结果是能量耗尽,系统灭亡。

3.弹性防御线

为外层的虚线,也是动态的,能在短期内迅速发生变化。当环境施加压力时,它是正常防御线的缓冲剂,而当环境给以支持并有助于成长和发展时,它是正常防御线的过滤器。其功能会因一些变化如失眠、营养不良或其他日常生活变化而降低。

当这个防御线的弹性作用不能再保护个体对抗应激原时,应激原就会破坏正常防御线而导致疾病。当弹性防御线与正常防御线之间的距离增加时,表明系统保障程度增强。

以上3种防御机制,既有先天赋予的,又有后天习得的,抵抗效能取决于心理、生理、社会文化、生长发育、精神等5个变量的相互作用。3条防御线的相互关系是:弹性防御线保护正常防御线,抵抗线保护基本结构。当个体遇到压力源时,弹性防御线首先激活以防止压力源入侵。若弹性防御线抵抗不消,压力源侵入正常防御线,人体发生反应,出现症状。此时,抵抗线被激活。当抵抗有效时,个体又恢复到正常防御线未遭受入侵时的健康状态。

(二)应激原

纽曼将应激原定义为能够产生紧张及潜在地引起系统失衡的刺激。系统需要应对一个或多个刺激。纽曼系统模式中强调的是确定应激原的类型、本质和强度。

1.个体外的

这是发生在个体以外的力量。如失业,是受同事是否接受(社会文化力量)、个人对失业的感受(心理的)及完成工作的能力(生理的、发展的、心理的)的影响。

2.个体间的

发生在一个或多个个体之间的力量。如夫妻关系,常受不同地区和时代(社会文化)、双方的年龄和发展水平(生理和发展的)和对夫妻的角色感觉和期望(心理的)的影响。

3.个体内的

发生在个体内部的力量。如生气,是一种个体内部力量,其表达方式是受年龄(发展的)、体力(生理的)、同伴们的接受情况(社会文化的)及既往应对生气的经历(心理的)的影响。

应激原可以对此个体有害,但对另一个体无害。因而仔细评估应激原的数量、强度、相持时间的长度及对该系统的意义和既往的应对能力等,对护理干预是非常重要的。

(三)反应

纽曼认为保健人员应根据个体对应激原反应情况进行以下不同的干预。

1.初级预防

初级预防是指在只有怀疑有或已确定有应激原而尚未发生反应的情况下就开始进行的干预。初级预防的目的是预防应激原侵入正常防御线或通过减少与应激原相遇的可能性,以及增强防御线来降低反应的程度。如减轻空气污染、预防免疫注射等。

2.二级预防

如果反应已发生,干预就从二级预防开始。其主要是早期发现病例、早期治疗症状以增强内部抵抗线来减少反应,如进行各种治疗和护理。

3.三级预防

三级预防是指在上述治疗计划后,已出现重建和相当程度的稳定时进行的干预。其目的是通过增强抵抗线维持其适应性以防止复发,如进行患者教育,提供康复条件等。

二、纽曼系统模式在护理中的应用

纽曼系统模式自正式发表以来得到了护理学术界的一致认同,已被广泛用于护理教育、科研和临床护理实践中。

纽曼系统模式的整体观、三级预防概念及对于个人、家庭、群体、社区护理的广泛适应性,为中专、大专、本科、硕士等不同层次护理专业学生的培养提供了有效的概念框架。除了用于课程设置,此系统模式还可作为理论框架设计护理评估、干预措施和评价工具供学生在临床实习使用,且具有可操作性。

在护理科研方面,纽曼系统模式既已用于指导对相关护理现象的定性研究,又已作为对不同服务对象预防性干预效果的定量研究理论框架,而此方面报道最多的是应用纽曼系统模式改善面对特定生理、心理、社会、环境性压力源患者的护理效果研究。

在临床护理实践方面,大量文献报道,纽曼系统模式可用于从不同生长发育阶段人的护理。它既在精神科使用,也在内外科、重症监护室、急诊、康复病房、老年护理院等使用。纽曼系统模式已被用于对多种患者的护理,如慢性阻塞性肺疾病、多发性硬化、高血压、肾脏疾病、癌症、急慢性脊髓损伤、矫形整容手术等患者,甚至也用于对艾滋病和一些病情非常危重复杂的患者,如多器官衰竭、心肌梗死患者的护理。

第五节 应激与适应理论

一、应激及其相关内容

(一)应激

应激,又称压力或紧张,是指内、外环境中的刺激物作用于个体而使个体产生的一种身心紧张状态。应激可降低个体的抵抗力、判断力和决策力,如面对突如其来的意外事件或长期处于应激状态,可影响个体的健康甚至致病;但应激也可促使个体积极寻找应对方法、解决问题,如面临高考时紧张复习、护士护理患者时遇到疑难问题设法查阅资料、请教他人等。人在生活中随时会受到各种刺激物的影响,因此应激贯穿于人的一生。

(二)应激原

又称压力原或紧张原,任何对个体内环境的平衡造成威胁的因素都称为应激原。应激原可引起应激反应,但并非所有的应激原对人体均产生同样程度的反应。常见的应激原分为以下 3 类。

1.一般性应激原

(1)生物性:各种细菌、病毒、寄生虫等。

(2)物理性:温度、空气、声、光、电、外力、放射线等。

(3)化学性:酸、碱、化学药品等。

2.生理病理性应激原

(1)正常的生理功能变化:如月经期、妊娠期、更年期,或基本需要没有得到满足,如饮食、性欲、活动等。

(2)病理性变化:各种疾病引起的改变,如缺氧、疼痛、电解质紊乱、乏力等,以及手术、外伤等。

3.心理和社会性应激原

(1)一般性社会因素:如生离死别、搬迁、旅行、人际关系纠葛及角色改变,如结婚、生育、毕业等。

(2)灾难性社会因素：如地震、水灾、战争、社会动荡等。

(3)心理因素：如应付考试、参加竞赛、理想自我与现实自我冲突等。

(三)应激反应

应激反应是对应激原的反应，可分为两大类。

1.生理反应

应激状态下身体主要器官系统产生的反应包括心率加快、血压升高、呼吸深快、恶心、呕吐、腹泻、尿频、血糖增加、伤口愈合延迟等。

2.心理反应

如焦虑、抑郁、使用否认、压抑等心理防卫机制等。

一般来说，生理和心理反应经常是同时出现的，因为身心是持续相互作用的。应激状态下出现的应激反应常具有以下规律：①一个应激原可引起多种应激反应的出现，如当贵重物品被窃后，个体可能出现心悸、头晕，同时感觉愤怒、绝望，此时，头脑混乱无法作出正确决定。②多种应激原可引起同一种应激反应。③对极端的应激原，如灾难性事件，大部分人都会以类似的方式反应。

二、有关应激学说

汉斯·塞尔耶是加拿大的生理学家和内分泌学家，也是最早研究应激的学者之一。早在1950年，塞尔耶在《应激》一书中就阐述了他的应激学说。他的一般理论对全世界的应激研究产生了影响。他认为应激是身体对任何需要作出的非特异性反应，例如，不论个人是处于精神紧张、外伤、感染、冷热、X线侵害等任何情况下，身体都会发生反应，而这些反应是非特异性的。

塞尔耶还认为，当个体面对威胁时，无论是什么性质的威胁，体内都会产生相同的反应群，他称之为全身适应综合征，并提出这些症状都是通过神经内分泌途径产生的(图1-1)。

全身适应综合征解释了为什么不同的应激原可以产生相同的应激反应，尤其是生理应激的反应。此外，塞尔耶还提出了局部适应综合征的概念，即机体对应激原产生的局部反应，这些反应常发生在某一器官或区域，如局部的炎症、血小板聚集、组织修复等。

无论全身适应综合征还是局部适应综合征，塞尔耶认为都可以分为3个独立的阶段(图1-2)。

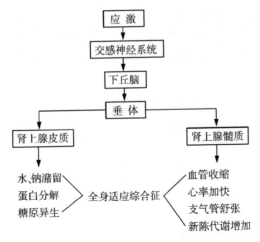

图 1-1 应激反应的神经内分泌途径

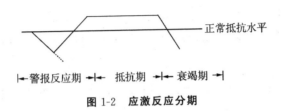

图 1-2 应激反应分期

(一)警报反应期

这是应激原作用于身体的直接反应。应激原作用于人体,开始抵抗力下降,如果应激原过强,可致抵抗力进一步下降而引起死亡。但绝大多数情况下,机体开始防御,如激活体内复杂的神经内分泌系统功能,使抵抗水平上升,并常常高于机体正常抵抗水平。

(二)抵抗期

若应激原仍然存在,机体将保持高于正常的抵抗水平与应激原抗衡。此时机体也处于对应激适应的阶段。当机体成功地适应了应激之后,全身适应综合征将在此期结束,机体的抵抗力也将使原有的水平有所提高。相反则由此期进入衰竭期。

(三)衰竭期

发生在应激原强烈或长期存在时,机体所有的适应性资源和能力被耗失殆尽,抵抗水平下降。机体表现为体重减轻,肾上腺增大,随后衰竭,淋巴结增大,淋巴系统功能紊乱,激素分泌先增加后衰竭。这时若没有外部力量如治疗、护理的帮助,机体将产生疾病甚至死亡。

由此可见,为防止应激原作用于机体产生衰竭期的后果,运用内部或外部力量及时去除应激原、调整应激原的作用强度,保护和提高机体的抵抗水平是非常重要的。

塞尔耶认为,不仅全身适应综合征分为以上 3 期,代谢综合征也具有这样 3 期的特点,只是当局部适应综合征的衰竭期发生时,全身适应综合征的反应将开始被激活和唤起。

三、适应与应对

(一)适应

适应是指应激原作用于机体后,机体为保持内环境的平衡而作出改变的过程。适应是生物体区别于非生物体的特征之一,而人类的适应又比其他生物更为复杂。适应是生物体调整自己以适应环境的能力,或促使生物体更能适于生存的一个过程。适应性是生命最卓越的特性,是内环境平衡和对抗应激的基础。

(二)应对

即个体对抗应激原的手段。它具有两方面的功能:一个是改变个体行为或环境条件来对抗应激原,另一个是通过应对调节自身的情绪情感并维持内环境的稳定。

(三)适应的层次

人的适应层次不同于其他生物体,除生理层次的适应外,还有心理、社会文化、知识技术层次的适应。

1.生理层次

生理层次是指发生在体内的代偿性变化。如一个从事脑力劳动的人进行跑步锻炼,开始会感到肌肉酸痛、心跳加快,但坚持一段时间后,这些感觉就会逐渐消失,这是由于体内的器官慢慢地增加了强度和功效,适应了跑步对身体所增加的需求。

2.心理层次

心理层次是指当人们经受心理应激时,如何调整自己的心态去认识情况和处理情况。如癌症患者平静接受自己的病情,并积极配合治疗。

3.社会文化层次

社会文化层次是调整个人的行为,使之与各种不同群体,如家庭、专业集体、社会集团等信念和习俗及规范相协调。如遵守家规、校规、院规。

4.知识技术层次

知识技术层次是指对日常生活或工作中涉及的知识及使用的设备、技术的适应。如电脑时代年轻人应学会使用电脑,护士应学会使用先进监护设备、掌握护理技术的方法等。

(四)适应的特性

所有的适应机制,无论是生理的、心理的、文化的或技术的,都有共同特性。

(1)所有的适应机制都是为了维持最佳的身心状态,即内环境的平衡和稳定。

(2)适应是一种全身性的反应过程,可同时包括生理、心理、社会文化甚至技术各个层次。如医学生在病房实习时,不仅要有充足的体力和心理上的准备,还应掌握足够的专业知识和操作技能,遵守医院、病房的规章制度,并与医师、护士、患者和其他同学做好沟通工作。

(3)适应是有一定限度的,这个限度是由个体的遗传因素如身体条件、才智及情绪的稳定性决定的。如人对冷热不可能无限制的耐受。

(4)适应与时间有关,应激原来得越突然,个体越难以适应;相反,时间越充分,个体越有可能调动更多的应对资源抵抗应激原,适应得就越好,如急性失血时,易发生休克,而慢性失血则可以适应,一般不发生休克。

(5)适应能力有个体差异,这与个人的性格、素质、经历、防卫功能的使用有关。比较灵活和有经验的人,能及时对应激原作出反应,也会应用多种防卫机制,因而比较容易适应环境而生存。

(6)适应功能本身也具有应激性。如许多药物在帮助个体对付原有疾病时,药物产生的不良反应又成为新的应激原给个体带来危害。

(五)应对方式

面对应激原个体所使用的应对方式、策略或技巧是多种多样的。常用的应对方式如下。

1.去除应激原

避免机体与应激原的接触,如避免食用引起变态反应的食物,远离过热、过吵及不良气味的地方等。

2.增加对应激的抵抗力

适当的营养、运动、休息、睡眠,戒烟、酒,接受免疫接种,定期做疾病筛查等,以便更有效地抵抗应激原。

3.运用心理防卫功能

心理上的防卫能力决定于过去的经验、所受的教育、社会支持系统、智力水平、生活方式、经济状况及出现焦虑的倾向等。此外,坚强度也应作为对抗应激原的一种人格特征。因为一个坚强而刻苦耐劳的人相信:人生是有意义的;人可以影响环境;变化是一种挑战。这种人在任何困境下都能知难而进,尽快适应。人的一生都在学习新的应对方法,用来对抗和征服应激原。

4.采用缓解紧张的方法

缓解紧张的方法包括:①身体运动,可使注意力从担心的事情上分散开来而减轻焦虑。②按摩。③松弛术。④幽默等。

5.寻求支持系统的帮助

一个人的支持系统是由那些能给予他物质上或精神上帮助的人组成的,常包括其家人、朋友、同事、邻居等,此外,曾有过与其相似经历并很好应对过的人,也是支持系统中的重要成员。当个体处于应激状态时,非常需要有人与他一起分担困难和忧愁,共同讨论解决问题的良策,支持系统在对应激的抵抗中起到了强有力的缓冲剂的作用。

6.寻求专业性帮助

专业性帮助包括医师、护士、理疗师、心理医师等专业人员的帮助。人一旦患有身心疾病,就必须及时寻找医护人员的帮助。由医护人员提供针对性的治疗和护理,如药物治疗、心理治疗、物理疗法等,并给予必要的健康咨询和教育来提高患者的应对能力,以利于疾病的痊愈。

四、应激与适应在护理中的应用

应激原作用于个体,使其处于应激状态时,个体会选择和采取一系列的应对方法对应激进行适应。若适应成功,则机体达到内环境的平衡;若适应失败,则会导致机体产生疾病。为帮助患者提高应对能力,维持身心平衡,护理人员应协助住院患者减轻应激反应,措施如下。

(1)评估患者所受应激的程度、持续时间、过去个体应激的经验等。

(2)分析患者的具体情况,协助患者找出应激原。

(3)安排适宜的住院环境。减少不良环境因素对患者的影响。

(4)协助患者适应实际的健康状况,应对可能出现的心理问题。

(5)协助患者建立良好的人际关系,并与家属合作减轻患者的陌生、孤独感。

第二章

重 症 护 理

第一节 重 症 哮 喘

支气管哮喘(简称哮喘)是常见的慢性呼吸道疾病之一,近年来,其患病率在全球范围内有逐年增加的趋势,参照《全球哮喘防治创议》和我国2008年版《支气管哮喘防治指南》,将定义重新修订为哮喘是由多种细胞包括气道的炎性细胞和结构细胞(如嗜酸性粒细胞、肥大细胞、T淋巴细胞、中性粒细胞、平滑肌细胞、气道上皮细胞等)和细胞组分参与的气道慢性炎症性疾病。这种慢性炎症导致气道高反应性,通常出现广泛多变的可逆性气流受限,并引起反复发作性的喘息、气急、胸闷或咳嗽等症状,常在夜间和/或清晨发作、加剧,多数患者可自行缓解或经治疗缓解。如果哮喘急性发作,虽经积极吸入糖皮质激素($\leqslant 1\,000\ \mu g/d$)和应用长效 β_2 受体激动剂或茶碱类药物治疗数小时,病情不缓解或继续恶化;或哮喘呈暴发性发作,哮喘发作后短时间内即进入危重状态,则称为重症哮喘。如病情不能得到有效控制,可迅速发展为呼吸衰竭而危及生命,故需住院治疗。

一、病因和发病机制

(一)病因

哮喘的病因还不十分清楚,目前认为同时受遗传因素和环境因素的双重影响。

(二)发病机制

哮喘的发病机制不完全清楚,可能是免疫-炎症反应、神经机制和气道高反应性及其之间的相互作用。重症哮喘目前已经基本明确的发病因素主要有以下几种。

1.诱发因素的持续存在

诱发因素的持续存在使机体持续地产生抗原-抗体反应,发生气道炎症、气道高反应性和支气管痉挛,在此基础上,支气管黏膜充血水肿、大量黏液分泌并形成黏液栓,阻塞气道。

2.呼吸道感染

细菌、病毒和支原体等的感染可引起支气管黏膜充血肿胀及分泌物增加,加重气道阻塞;某些微生物及其代谢产物还可以作为抗原引起免疫-炎症反应,使气道高反应性加重。

3.糖皮质激素使用不当

长期使用糖皮质激素常常伴有下丘脑-垂体-肾上腺皮质轴功能抑制,突然减量或停用,可造成体内糖皮质激素水平的突然降低,造成哮喘的恶化。

4.脱水、痰液黏稠、电解质紊乱

哮喘急性发作时,呼吸道丢失水分增加、多汗造成机体脱水,痰液黏稠不易咳出而阻塞大小气道,加重呼吸困难,同时由于低氧血症可使无氧酵解增加,酸性代谢产物增加,合并代谢性酸中毒,使病情进一步加重。

5.精神心理因素

许多学者提出,心理-社会因素通过对中枢神经、内分泌和免疫系统的作用而导致哮喘发作,是使支气管哮喘发病率和病死率升高的一个重要因素。

二、病理生理

重症哮喘的支气管黏膜充血水肿、分泌物增多甚至形成黏液栓及气道平滑肌的痉挛导致呼吸道阻力在吸气和呼气时均明显升高,小气道阻塞,肺泡过度充气,肺内残气量增加,加重吸气肌肉的负荷,降低肺的顺应性,内源性呼气末正压增大,使吸气功耗增大。小气道阻塞,肺泡过度充气,相应区域毛细血管的灌注减低,引起肺泡通气/血流(V/Q)比例的失调,患者常出现低氧血症,多数患者表现为过度通气,通常动脉血二氧化碳分压降低,若动脉血二氧化碳分压正常或升高,应警惕呼吸衰竭的可能性或是否已经发生了呼吸衰竭。重症哮喘患者,若气道阻塞不迅速解除,潮气量将进行性下降,最终将会发生呼吸衰竭。哮喘发作持续不缓解,也可能出现血液循环的紊乱。

三、临床表现

(一)症状

重症哮喘患者常出现极度严重的呼气性呼吸困难、被迫采取坐位或端坐呼吸,干咳或咳大量白色泡沫痰,不能讲话、紧张、焦虑、恐惧、大汗淋漓。

(二)体征

患者常出现呼吸浅快,呼吸频率增快(>30 次/分),可有三凹征,呼气期两肺满布哮鸣音,也可哮鸣音不出现,即所谓的"寂静胸",心率增快(>120 次/分),可有血压下降;部分患者出现奇脉、胸腹反常运动、意识障碍,甚至昏迷。

四、实验室检查和其他检查

(一)痰液检查

哮喘患者痰涂片显微镜下可见到较多嗜酸性粒细胞、脱落的上皮细胞。

(二)呼吸功能检查

哮喘发作时,呼气流速指标均显著下降,第 1 秒钟用力呼气容积(FEV$_1$)、第 1 秒钟用力呼气容积占用力肺活量比值(FEV$_1$/FVC%,即 1 秒率)及呼气峰值流速(PEF)均减少。肺容量指标可见用力肺活量减少、残气量增加、功能残气量和肺总量增加,残气占肺总量百分比增高。大多数成人哮喘患者呼气峰值流速<50%预计值,则提示重症发作;呼气峰值流速<33%预计值,则提示危重或致命性发作,需做血气分析检查以监测病情。

(三)血气分析

由于气道阻塞且通气分布不均,通气/血流比例失衡,大多数重症哮喘患者有低氧血症,二氧化碳分压<8.0 kPa(60 mmHg),少数患者二氧化碳分压<6.0 kPa(45 mmHg),过度通气可使动脉血二氧化碳分压降低,pH 上升,表现为呼吸性碱中毒;若病情进一步发展,气道阻塞严重,可有缺氧及 CO_2 潴留,动脉血二氧化碳分压上升,血 pH 下降,出现呼吸性酸中毒;若缺氧明显,可合并代谢性酸中毒。动脉血二氧化碳分压正常往往是哮喘恶化的指标,高碳酸血症是哮喘危重的表现,需给予足够的重视。

(四)胸部 X 线检查

早期哮喘发作时可见两肺透亮度增强,呈过度充气状态;并发呼吸道感染时可见肺纹理增加及炎性浸润阴影。重症哮喘要注意气胸、纵隔气肿及肺不张等并发症的存在。

(五)心电图检查

重症哮喘患者心电图常表现为窦性心动过速、电轴右偏、偶见肺性 P 波。

五、诊断

(一)哮喘的诊断标准

(1)反复发作喘息、气急、胸闷或咳嗽,多与接触变应原、冷空气、物理、化学性刺激及病毒性上呼吸道感染、运动等有关。

(2)发作时双肺可闻及散在或弥漫性、以呼气相为主的哮鸣音,呼气相延长。

(3)上述症状和体征可经治疗缓解或自行缓解。

(4)除去其他疾病所引起的喘息、气急、胸闷和咳嗽。

(5)临床表现不典型者(如无明显喘息或体征),应至少具备以下 1 项试验阳性:①支气管激发试验或运动激发试验阳性。②支气管舒张试验阳性,第 1 秒用呼气容积增加≥12%,且第 1 秒用呼气容积增加绝对值≥200 mL。③呼气峰值流速日内(或 2 周)变异率≥20%。

符合(1)~(4)条或(4)~(5)条者,可以诊断为哮喘。

(二)哮喘的分期及分级

根据临床表现,哮喘可分为急性发作期、慢性持续期和临床缓解期。急性发作是指喘息、气促、咳嗽、胸闷等症状突然发生,或原有症状急剧加重,常有呼吸困难,以呼气流量降低为其特征,常因接触变应原、刺激物或呼吸道感染诱发。哮喘急性发作时病情严重程度可分为轻度、中度、重度、危重 4 级(表 2-1)。

表 2-1　哮喘急性发作时病情严重程度的分级

临床特点	轻度	中度	重度	危重
气短	步行、上楼时	稍事活动	休息时	
体位	可平卧	喜坐位	端坐呼吸	
谈话方式	连续成句	常有中断	仅能说出字和词	不能说话
精神状态	可有焦虑或尚安静	时有焦虑或烦躁	常有焦虑、烦躁	嗜睡、意识模糊
出汗	无	有	大汗淋漓	
呼吸频率(次/分)	轻度增加	增加	>30	
辅助呼吸肌活动及三凹征	常无	可有	常有	胸腹矛盾运动

续表

临床特点	轻度	中度	重度	危重
哮鸣音	散在,呼气末期	响亮、弥漫	响亮、弥漫	减弱,甚至消失
脉率(次/分)	<100	100~120	>120	脉率变慢或不规则
奇脉(深吸气时收缩压下降,mmHg)	无,<10	可有,10~25	常有,>25	无
使用 β_2 受体激动剂后呼气峰值流速占预计值或个人最佳值%	>80%	60%~80%	<60%或<100 L/min 或作用时间<2 小时	
二氧化碳分压(吸空气,mmHg)	正常	≥60	<60	<60
动脉血二氧化碳分压(mmHg)	<45	≤45	>45	>45
血氧饱和度(吸空气,%)	>95	91~95	≤90	≤90
pH				降低

1 mmHg=0.133 kPa。

六、鉴别诊断

(一)左心衰竭引起的喘息样呼吸困难

(1)患者多有高血压、冠状动脉粥样硬化性心脏病、风湿性心脏病和二尖瓣狭窄等病史和体征。

(2)阵发性咳嗽,咳大量粉红色泡沫痰,两肺可闻及广泛的湿啰音和哮鸣音,左心界扩大,心率增快,心尖部可闻及奔马律。

(3)胸部 X 线及心电图检查符合左心病变。

(4)鉴别困难时,可雾化吸入 β_2 受体激动剂或静脉注射氨茶碱缓解症状后,进一步检查,忌用肾上腺素或吗啡,以免造成危险。

(二)慢性阻塞性肺疾病

(1)中老年人多见,起病缓慢、病程较长,多有长期吸烟或接触有害气体的病史。

(2)慢性咳嗽、咳痰,晨间咳嗽明显,气短或呼吸困难逐渐加重。有肺气肿体征,两肺可闻及湿啰音。

(3)有时区分慢性阻塞性肺疾病急性加重期和哮喘区分是十分困难的,可用支气管扩张药和口服或吸入糖皮质激素做治疗性试验。慢性阻塞性肺疾病也可与哮喘合并同时存在。

(三)上气道阻塞

(1)呼吸道异物者有异物吸入史。

(2)中央型支气管肺癌、气管支气管结核、复发性多软骨炎等气道疾病,多有相应的临床病史。

(3)上气道阻塞一般出现吸气性呼吸困难。

(4)胸部 X 线片、CT、痰液细胞学或支气管镜检查有助于诊断。

(5)平喘药物治疗效果不佳。

此外,应与变态反应性肺浸润、自发性气胸等相鉴别。

七、急诊处理

哮喘急性发作的治疗取决于发作的严重程度及对治疗的反应。对于具有哮喘相关死亡高危因素的患者,应给予高度重视。高危患者包括:①曾经有过气管插管和机械通气的濒于致死性哮喘的病史。②在过去 1 年中因为哮喘而住院或看急诊。③正在使用或最近刚刚停用口服糖皮质激素。④目前未使用吸入糖皮质激素。⑤过分依赖速效 β_2 受体激动剂,特别是每月使用沙丁胺醇(或等效药物)超过 1 支的患者。⑥有心理疾病或社会心理问题,包括使用镇静药。⑦有对哮喘治疗不依从的历史。

(一)轻度和部分中度急性发作哮喘患者可在家庭中或社区中治疗

治疗措施主要为重复吸入速效 β_2 受体激动剂,在第 1 小时每次吸入沙丁胺醇 $100\sim200\ \mu g$ 或特布他林 $250\sim500\ \mu g$,必要时每 20 分钟重复 1 次,随后根据治疗反应,轻度调整为 $3\sim4$ 小时再用 $2\sim4$ 喷,中度1~2 小时用 $6\sim10$ 喷。如果对吸入性 β_2 受体激动剂反应良好(呼吸困难显著缓解,呼气峰值流速占预计值 $>80\%$ 或个人最佳值,且疗效维持 $3\sim4$ 小时),通常不需要使用其他药物。如果治疗反应不完全,尤其是在控制性治疗的基础上发生的急性发作,应尽早口服糖皮质激素(泼尼松龙 $0.5\sim1\ mg/kg$ 或等效剂量的其他激素),必要时到医院就诊。

(二)部分中度和所有重度急性发作均应到急诊室或医院治疗

1.联合雾化吸入 β_2 受体激动剂和抗胆碱能药物

β_2 受体激动剂通过对气道平滑肌和肥大细胞等细胞膜表面的 β_2 受体的作用,舒张气道平滑肌,减少肥大细胞脱颗粒和介质的释放等,缓解哮喘症状。重症哮喘时应重复使用速效 β_2 受体激动剂,推荐初始治疗时连续雾化给药,随后根据需要间断给药(6 次/天)。雾化吸入抗胆碱药物,如溴化异丙托品(常用剂量为 50～125 μg,3～4 次/天)、溴化氧托品等可阻断节后迷走神经传出支,通过降低迷走神经张力而舒张支气管,与 β_2 受体激动剂联合使用具有协同、互补作用,能够取得更好的支气管舒张作用。

2.静脉使用糖皮质激素

糖皮质激素是控制气道炎症有效的药物,重度哮喘发作时应尽早静脉使用糖皮质激素,特别是对吸入速效 β_2 受体激动剂初始治疗反应不完全或疗效不能维持者。如静脉及时给予琥珀酸氢化可的松(400～1 000 mg/d)或甲泼尼龙(80～160 mg/d),分次给药,待病情得到控制和缓解后,改为口服给药(如静脉使用激素 2～3 天,继之以口服糖皮质激素 3～5 天),静脉给药和口服给药的序贯疗法有可能减少糖皮质激素用量和不良反应。

3.静脉使用茶碱类药物

茶碱具有舒张支气管平滑肌作用,并具有强心、利尿、扩张冠状动脉、兴奋呼吸中枢和呼吸肌等作用。临床上在治疗重症哮喘时静脉使用茶碱作为症状缓解药,静脉注射氨茶碱[首次剂量为 4～6 mg/kg,注射速度不宜超过0.25 mg/(kg·min),静脉滴注维持剂量为 0.6～0.8 mg/(kg·h)],茶碱可引起心律失常、血压下降,甚至死亡,其有效、安全的血药浓度范围应为 6～15 μg/mL,在有条件的情况下应监测其血药浓度,及时调整浓度和滴速。发热、妊娠、抗结核治疗可以降低茶碱的血药浓度;而肝疾病、充血性心力衰竭及合用西咪替丁、喹诺酮类、大环内酯类药物等可影响茶碱代谢而使其排泄减慢,增加茶碱的毒性作用,应引起重视,并酌情调整剂量。

4.静脉使用 β_2 受体激动剂

平喘作用较为迅速,但因全身不良反应的发生率较高,国内较少使用。

5.氧疗

使血氧饱和度≥90%,吸氧浓度一般 30%左右,必要时增加至 50%,如有严重的呼吸性酸中毒和肺性脑病,吸氧浓度应控制在 30%以下。

6.气管插管机械通气

重度和危重哮喘急性发作经过氧疗、全身应用糖皮质激素、β_2 受体激动剂等治疗,临床症状和肺功能无改善,甚至继续恶化,应及时给予机械通气治疗,其指征主要包括意识改变、呼吸肌疲劳、动脉血二氧化碳分压≥6.0 kPa(45 mmHg)等。可先采用经鼻(面)罩无创机械通气,若无效应及早行气管插管机械通气。

哮喘急性发作机械通气需要较高的吸气压,可使用适当水平的呼气末正压治疗。如果需要过高的气道峰压和平台压才能维持正常通气容积,可试用允许性高碳酸血症通气策略以减少呼吸机相关肺损伤。

八、急救护理

(一)护理目标

(1)及早发现哮喘先兆,保障最佳治疗时机,终止发作。

(2)尽快解除呼吸道阻塞,纠正缺氧,挽救患者生命。

(3)减轻患者身体、心理的不适及痛苦。

(4)提高患者的活动能力,提高生活质量。

(5)健康指导,提高自护能力,减少复发,维护肺功能。

(二)护理措施

(1)院前急救时的护理:①首先做好出诊前的评估。接到出诊联系电话时询问患者的基本情况,作出预测评估及相应的准备。除备常规急救药外,需备短效的糖皮质激素及 β_2 受体激动剂(气雾剂)、氨茶碱等。做好机械通气的准备,救护车上的呼吸机调好参数,准备吸氧面罩。②到达现场后,迅速评估病情及周围环境,判断是否有诱发因素;简单询问相关病史,评估病情。立即监测生命体征、意识状态的情况,发生呼吸、心搏骤停时立即配合医师进行心肺复苏,建立人工气道进行机械辅助通气。尽快解除呼吸道阻塞,及时纠正缺氧是抢救患者的关键。给予氧气吸入,面罩或者用高频呼吸机通气吸氧。遵医嘱立即帮助患者吸入糖皮质激素和 β_2 受体激动剂定量气雾剂,氨茶碱缓慢静脉滴注,肾上腺素 $0.25\sim0.5$ mg 皮下注射,30 分钟后可重复 1 次。迅速建立静脉通道。固定好吸氧、输液管,保持通畅。重症哮喘病情危急,严重缺氧导致患者极其恐惧、烦躁,护士要鼓励患者,端坐体位做好固定,扣紧安全带,锁定担架平车与救护车定位把手,并在旁扶持。运送途中,密切监护患者的呼吸频率及节律、血氧饱和度、血压、心率、意识的变化,观察用药反应。

(2)到达医院后,帮助患者取坐位或半卧位,放移动托板,使其身体伏于其上,利于通气和减少疲劳;立即连接吸氧装置,调好氧流量;检查静脉通道是否通畅;备吸痰器、气管插管、呼吸机、抢救药物、除颤器;连接监护仪,监测呼吸、心电、血压等生命体征。观察患者的意识、呼吸频率、哮鸣音高低变化。一般哮喘发作时,两肺布满高调哮鸣音,但重危哮喘患者,因呼吸肌疲劳和小气道广泛痉挛,使肺内气体流速减慢,哮鸣音微弱,出现"沉默胸",提示病情危重。护士对病情变化要有预见性,发现异常及时报告医师处理。

(3)迅速收集病史和以往药物服用情况,评估哮喘程度。如果哮喘发作经数小时积极治疗后病情仍不能控制,或急剧进展,即为重症哮喘,此时病情不稳定,可危及生命,需要加强监护、治疗。

(4)确保气道通畅:维护有效排痰、保持呼吸道通畅是急重症哮喘的护理重点。①哮喘发作时,支气管黏膜充血水肿,腺体分泌亢进,合并感染更重,产生大量痰液。此时患者因呼吸急促、喘息,呼吸道水分丢失,致使痰液黏稠不易咳出,大量黏痰形成痰栓阻塞气管、支气管,导致严重气道阻塞;加上气道痉挛,气道内压力明显增加,加重喘息及感染。因此必须注意补充水分,湿化气道,积极排痰,保持呼吸道通畅。②按时协助患者翻身、叩背,加强体位引流;雾化吸入,湿化气道,稀释痰液,防止痰栓形成。采用小雾量、短时间、间歇雾化方式,湿化时密切观察患者呼吸状态,发现喘息加重、血氧饱和度下降等异常立即停止雾化。床边备吸痰器,防止痰液松解后大量涌出导致窒息。吸痰时动作轻柔、准确,吸力和深度适当,尽量减少刺激并达到有效吸引。每次吸痰时间不超过 15 秒,该过程中注意观察患者的面色、呼吸、血氧饱和度、血压及心率的变化。严格无菌操作,避免交叉感染。

(5)吸氧治疗的护理:①给氧方式、浓度和流量根据病情及血气分析结果予以调节。一般给予鼻导管吸氧,氧流量 4～6 L/min;有二氧化碳潴留时,氧流量 2～4 L/min;出现低氧血症时改用面罩吸氧,氧流量 6～10 L/min。经过吸氧和药物治疗病情不缓解,低氧血症和二氧化碳潴留加剧时进行气管插管呼吸机辅助通气。此时应做好呼吸机和气道管理,防止医源性感染,及时有效地吸痰和湿化气道。气管插管患者吸痰前后均应吸入纯氧 3～5 分钟。②吸氧治疗时,观察呼吸窘迫有无缓解,意识状况,末梢皮肤黏膜颜色、湿度等,定时监测血气分析。高浓度吸氧(>60%)持续 6 小时以上时应注意有无烦躁、情绪激动、呼吸困难加重等中毒症状。

(6)药物治疗的护理:终止哮喘持续发作的药物根据其作用机制可分为具有抗炎作用和缓解症状作用两大类,给药途径包括吸入、静脉和口服。①吸入给药的护理:吸入的药物局部抗炎作用强,直接作用于呼吸道,所需剂量较小,全身性不良反应较少。剂型有气雾剂、干粉和溶液。护士指导患者正确吸入药物,先嘱患者将气呼尽,然后开始深吸气,同时喷出药液,吸气后屏气数秒,再慢慢呼出。吸入给药有口咽部局部的不良反应,包括声音嘶哑、咽部不适和念珠菌感染,吸药后让患者及时用清水含漱口咽部。密切观察用药效果和不良反应,严格掌握吸入剂量。②静脉给药的护理:经静脉用药有糖皮质激素、茶碱类及β受体激动剂。护士要熟练掌握常用静脉注射平喘药物的药理学、药代动力学、药物的不良反应、使用方法及注意事项,严格执行医嘱的用药剂量、浓度和给药速度,合理安排输液顺序。保持静脉通路畅通,药液无外渗,确保药液在规定时间内输入。观察治疗反应,监测呼吸频率、节律、血氧饱和度、心率、心律和哮喘症状的变化等。应用拟肾上腺素和茶碱类药物时应注意观察有无心律失常、心动过速、血压升高、肌肉震颤、抽搐、恶心、呕吐等不良反应,严格控制输入速度,及时反馈病情变化,供医师及时调整医嘱,保持药物剂量适当;应用大剂量糖皮质激素类药物时应观察是否有消化道出血或水、钠潴留,低钾性碱中毒等表现,发现后及时通知医师处理。③口服给药的护理:重度哮喘吸入大剂量激素治疗无效的患者应早期口服糖皮质激素,一般使用半衰期较短的糖皮质激素,如泼尼松、泼尼松龙或甲基泼尼松龙等。患者每次服药时护士应协助,看患者服下,防止漏服或服用时间不恰当;正确的服用方法是每天或隔天清晨顿服,以减少外源性糖皮质激素对脑垂体-肾上腺轴的抑制作用。

(7)并发症的观察和护理:重危哮喘患者主要并发症是气胸、皮下气肿、纵隔气肿、心律失常、心功能不全等,发生时间主要在发病48小时内,尤其是前24小时。在入院早期要特别注意观察,尤应注意应用呼吸机治疗者及入院前有肺气肿和/或肺心病的重症哮喘患者。①气胸是发生率最高的并发症。气胸发生的征象是清醒患者突感呼吸困难加重、胸痛、烦躁不安、血氧饱和度降低。由于胸膜腔内压增加,使用呼吸机时机器报警,护士此时要注意观察有无气管移位,血流动力学是否稳定等,并立即报告医师处理。②皮下气肿一般发生在颈胸部,重者可累及到腹部,表现为颈胸部肿胀,触诊有握雪感或捻发感。单纯皮下气肿一般对患者影响较轻,但是皮下气肿多来自气胸或纵隔气肿,如处理不及时可危及生命。③纵隔气肿是最严重的并发症,可直接影响到循环系统,导致血压下降、心律失常,甚至心搏骤停,短时间内导致患者死亡。若发现皮下气肿,同时有血压、心律的明显改变,应考虑到纵隔气肿的可能,立即报告医师急救处理。④心律失常患者存在的低氧及高碳酸血症、氨茶碱过量、电解质紊乱、胸部并发症等均可导致各种期前收缩、快速心房纤颤、室上性心动过速等心律失常。发现新出现的心律失常或原有心律失常加重,要针对性地观察是否存在上述原因,作出相应的护理并报告医师处理。

(8)出入量管理:急重症哮喘发作时因张口呼吸、大量出汗等原因容易导致脱水、痰液黏稠不易咳出,必须严格出入量管理,为治疗提供准确依据。监测尿量,必要时留置导尿管,准确记录24小时出入量及每小时尿量,观察出汗情况、皮肤弹性,若尿量少于30 mL/h,应通知医师处理。神志清醒者,鼓励饮水。对口服不足及神志不清者,经静脉补充水分,一般每天补液2 500～3 000 mL,根据患者的心功能状态调整滴速,避免诱发心力衰竭、急性肺水肿。在补充水分的同时应严密监测血清电解质,及时补充纠正,保持酸碱平衡。

(9)基础护理:哮喘发作时,患者生活不能自理,护士要做好各项基础护理。尽量维护患者的舒适感。①保持病室空气新鲜流通,温度(18～22 ℃)、相对湿度(50％～60％)适宜,避免寒冷、潮湿、异味,注意保暖,避免受凉感冒。室内不摆放花草,整理床铺时防止尘埃飞扬。护理操作尽量集中进行,保障患者休息。②帮助患者取舒适的半卧位和坐位,适当用靠垫等维持,减轻患者体力。每天3次进行常规口腔、鼻腔清洁护理,有利于呼吸道通畅,预防感染并发症。口唇干燥时涂液状石蜡。③保持床铺清洁、干燥、平整。对意识障碍加强皮肤护理,保持皮肤清洁、干燥,及时擦干汗液,更换衣服,每2小时翻身1次,避免局部皮肤长期受压。协助患者床上排泄,提供安全空间,尊重患者,及时清理污物并清洗会阴。

(10)安全护理:为意识不清、烦躁的患者提供保护性措施,使用床挡,防止坠床摔伤。哮喘发作时,患者常采取强迫坐位,给予舒适的支撑物,如移动餐桌、升降架等。哮喘缓解后,协助患者侧卧位休息。

(11)饮食护理:给予高热量、高维生素、易消化的流质食物,病情好转后改半流质和普通食物。避免产气、辛辣、刺激性食物及容易引起过敏的食物,如鱼、虾等。

(12)心理护理:严重缺氧时患者异常痛苦,有窒息和濒死感,患者均存在不同程度的焦虑、烦躁或恐惧,后者诱发或加重哮喘,形成恶性循环。护士应主动与患者沟通,提供细致护理,给患者精神安慰及心理支持,向其说明良好的情绪能促进缓解哮喘,帮助患者控制情绪。

(13)健康教育:为了有效控制哮喘发作,防止病情恶化,必须提高患者的自我护理能力,并且鼓励亲属参与教育计划,使其准确了解患者的需求,提供更合适的帮助。患者经历自我处理成功的体验后会增加控制哮喘的信心,改善生活质量,提高治疗依从性。具体内容主要有:哮喘相关知识,包括支气管哮喘的诱因、前驱症状、发作时的简单处理、用药等;自我护理技能的培养,包括气雾剂的使用、正确使用峰流速仪监测、合理安排日常生活和定期复查等。

指导环境控制:识别变应原和刺激物,如宠物、花粉、油漆、皮毛、灰尘、吸烟、刺激性气体等,尽量减少与之接触。居室或工作学习的场所要保持清洁,常通风。

呼吸训练:指导患者正确的腹式呼吸法、轻咳排痰法及缩唇式呼吸等,保证哮喘发作时能有效地呼吸。

病情监护指导:指导患者自我检测病情,每天用袖珍式峰流速仪监测最大呼出气流速,并进行评定和记录。急性发作前的征兆有:使用短效 β 受体激动剂次数增加、早晨呼气峰流速下降、夜间苏醒次数增加或不能入睡,夜间症状严重等。一旦有上述征象,及时复诊。嘱患者随身携带止喘气雾剂,一出现哮喘先兆时立即吸入,同时保持平静。通过指导患者及照护者掌握哮喘急性发作的先兆和处理常识,把握好急性加重前的治疗时间窗,一旦发生时能采取正确的方式进行自救和就医,避免病情恶化或争取抢救时间。

指导患者严格遵医嘱服药:指导患者应在医师指导下坚持长期、规则、按时服药,向患者及照护者讲明各种药物的不良反应及服用时注意事项,指导其加强病情观察。如疗效不佳或出现严重不良反应时应立即与医师联系,不能随意更改药物种类、增减剂量或擅自停药。

指导患者适当锻炼,保持情绪稳定:在缓解期可做医疗体操、呼吸训练、打太极拳等,戒烟可减少对气道的刺激,避免情绪激动、精神紧张和过度疲劳,保持愉快情绪。

指导个人卫生和营养:细菌和病毒感染是哮喘发作的常见诱因。哮喘患者应注意与流感患者隔离,定期注射流感疫苗,预防呼吸道感染。保持良好的营养状态,增强抗感染的能力。胃肠道反流可诱发哮喘发作,睡前 3 小时禁饮食,抬高枕头可预防。

第二节　重症肺炎

肺炎是指终末气道、肺泡和肺间质的炎症,可由病原微生物、理化因素、免疫损伤、过敏及药物所致。细菌性肺炎是最常见的肺炎,也是最常见的感染性疾病之一。

目前肺炎按患病环境分成社区获得性肺炎(community-acquired pneumonia,CAP)和医院获得性肺炎(hospital-acquired pneumonia,HAP),CAP 是指在医院外

罹患的感染性肺实质炎症,包括具有明确潜伏期的病原体感染而在入院后平均潜伏期内发病的肺炎。HAP 亦称医院内肺炎(nosocomial pneumonia,NP),是指患者入院时不存在,也不处于潜伏期,而于入院 48 小时后在医院(包括老年护理院、康复院等)内发生的肺炎。HAP 还包括呼吸机相关性肺炎(ventilator associated pneumonia,VAP)和卫生保健相关性肺炎(healthcare associated pneumonia,HCAP)。近年来 CAP 和 HAP 年发病率有增加的趋势。肺炎病死率门诊肺炎患者<1%,住院患者平均为 12%,入住重症监护病房者约 40%。发病率和病死率高的原因与社会人口老龄化、吸烟、伴有基础疾病和免疫功能低下有关,如慢性阻塞性肺疾病、心力衰竭、肿瘤、糖尿病、尿毒症、神经疾病、药瘾、嗜酒、艾滋病、久病体衰、大型手术、应用免疫抑制剂和器官移植等。此外,也与病原体变迁、耐药菌增加、HAP 发病率增加、病原学诊断困难、不合理使用抗生素和部分人群贫困化加剧等有关。

　　重症肺炎至今仍无普遍认同的定义,需入住重症监护病房者可认为是重症肺炎。目前一般认为,如果肺炎患者的病情严重到需要通气支持(急性呼吸衰竭、严重气体交换障碍伴高碳酸血症或持续低氧血症)、循环支持(血流动力学障碍、外周低灌注)及加强监护治疗(肺炎引起的脓毒症或基础疾病所致的其他器官功能障碍)时可称为重症肺炎。

一、病因和发病机制

　　正常的呼吸道免疫防御机制(支气管内黏液-纤毛运载系统、肺泡巨噬细胞等细胞防御的完整性等)使气管隆凸以下的呼吸道保持无菌。是否发生肺炎决定于两个因素:病原体和宿主因素。如果病原体数量多,毒力强和/或宿主呼吸道局部和全身免疫防御系统损害,即可发生肺炎。病原体可通过下列途径引起社区获得性肺炎:①空气吸入。②血行播散。③邻近感染部位蔓延。④上呼吸道定植菌的误吸。医院获得性肺炎还可通过误吸胃肠道的定植菌(胃食管反流)和通过人工气道吸入环境中的致病菌引起。病原体直接抵达下呼吸道后,滋生繁殖,引起肺泡毛细血管充血、水肿、肺泡内纤维蛋白渗出及细胞浸润。

二、诊断

(一)临床表现特点

1.CAP

(1)新近出现的咳嗽、咳痰或原有呼吸道疾病症状加重,并出现脓性痰,伴或不伴胸痛。

（2）发热。

（3）肺实变体征和/或闻及湿性啰音。

（4）白细胞计数＞10×10^9/L 或＜4×10^9/L，伴或不伴细胞核左移。

（5）胸部 X 线片显示片状、斑片状浸润性阴影或间质性改变，伴或不伴胸腔积液。

以上 1～4 项中任何 1 项加第 5 项，除外非感染性疾病可作出诊断。CAP 常见病原体为肺炎链球菌、支原体、衣原体、流感嗜血杆菌和呼吸病毒（甲、乙型流感病毒、腺病毒、呼吸合胞病毒和副流感病毒）等。

2.HAP

住院患者 X 线检查出现新的或进展的肺部浸润影加上下列 3 个临床症候中的 2 个或以上可以诊断为肺炎：①发热超过 38 ℃。②血白细胞增多或减少。③脓性气道分泌物。

HAP 的临床表现、实验室和影像学检查特异性低，应注意与肺不张、心力衰竭和肺水肿、基础疾病肺侵犯、药物性肺损伤、肺栓塞和急性呼吸窘迫综合征等相鉴别。无感染高危因素患者的常见病原体依次为肺炎链球菌、流感嗜血杆菌、金黄色葡萄球菌、大肠埃希菌、肺炎克雷伯杆菌等；有感染高危因素患者为金黄色葡萄球菌、铜绿假单胞菌、肠杆菌属、肺炎克雷伯杆菌等。

（二）重症肺炎的诊断标准

不同国家制定的重症肺炎的诊断标准有所不同，各有优缺点，但一般均注重对客观生命体征、肺部病变范围、器官灌注和氧合状态的评估，临床医师可根据具体情况选用。以下列出目前常用的几项诊断标准。

1.中华医学会呼吸病学分会 2006 年颁布的重症肺炎诊断标准

（1）意识障碍。

（2）呼吸频率≥30 次/分。

（3）二氧化碳分压＜8.0 kPa（60 mmHg）、氧合指数（二氧化碳分压/FiO_2）＜39.9 kPa（300 mmHg），需行机械通气治疗。

（4）动脉收缩压＜12.0 kPa（90 mmHg）。

（5）并发脓毒性休克。

（6）胸部 X 线片显示双侧或多肺叶受累，或入院 48 小时内病变扩大≥50%。

（7）少尿：尿量＜20 mL/h，或＜80 mL/4 小时，或急性肾衰竭需要透析治疗。

符合 1 项或以上者可诊断为重症肺炎。

2.美国感染病学会(IDSA)和美国胸科学会(ATS)2007年新修订的诊断标准

具有1项主要标准或3项或以上次要标准可认为是重症肺炎,需要入住重症监护病房。

(1)主要标准:①需要有创通气治疗。②脓毒性休克需要血管收缩剂。

(2)次要标准:①呼吸频率≥30次/分。②二氧化碳分压/FiO_2≤250。③多叶肺浸润。④意识障碍/定向障碍。⑤尿毒症(尿素氮≥7.14 mmol/L)。⑥白细胞计数减少(白细胞计数<4×10^9/L)。⑦血小板计数减少(血小板计数<10万×10^9/L)。⑧低体温(<36 ℃)。⑨低血压需要紧急的液体复苏。

说明:①其他指标也可认为是次要标准,包括低血糖(非糖尿病患者)、急性酒精中毒/酒精戒断、低钠血症、不能解释的代谢性酸中毒或乳酸升高、肝硬化或无脾。②需要无创通气也可等同于次要标准的①和②。③白细胞计数减少仅由感染引起。

3.英国胸科学会(BTS)2001年制定的 CURB(confusion,urea,respiratory rate and blood pressure,CURB)标准

标准一:存在以下4项核心标准的2项或以上即可诊断为重症肺炎。①新出现的意识障碍。②尿素氮(BUN)>7 mmol/L。③呼吸频率≥30次/分。④收缩压<12.0 kPa(90 mmHg)或舒张压≤8.0 kPa(60 mmHg)。

CURB标准比较简单、实用,应用起来较为方便。

标准二如下所述。

(1)存在以上4项核心标准中的1项且存在以下2项附加标准时须考虑有重症倾向。附加标准包括:①二氧化碳分压<8.0 kPa(60 mmHg)/血氧饱和度<92%(任何FiO_2)。②胸片提示双侧或多叶肺炎。

(2)不存在核心标准但存在2项附加标准并同时存在以下2项基础情况时也须考虑有重症倾向。基础情况包括:①年龄≥50岁。②存在慢性基础疾病。

如存在标准二中(1)(2)两种有重症倾向的情况时需结合临床进行进一步评判。在(1)情况下需至少12小时后进行一次再评估。

CURB-65 即改良的 CURB 标准,标准在符合下列5项诊断标准中的3项或以上时即考虑为重症肺炎,需考虑收入重症监护病房治疗:①新出现的意识障碍。②BUN>7 mmol/L。③呼吸频率≥30次/分。④收缩压<12.0 kPa(90 mmHg)或舒张压≤8.0 kPa(60 mmHg)。⑤年龄≥65岁。

(三)严重度评价

评价肺炎病情的严重程度对于决定在门诊或入院治疗甚或重症监护病房治疗至关重要。肺炎临床的严重性决定于 3 个主要因素:局部炎症程度、肺部炎症的播散和全身炎症反应。除此之外,患者如有下列危险因素会增加肺炎的严重度和死亡危险。

1.病史

年龄>65 岁,存在基础疾病或相关因素,如慢性阻塞性肺疾病、糖尿病、充血性心力衰竭、慢性肾功能不全、慢性肝病、一年内住过院、疑有误吸、神志异常、脾切除术后状态、长期嗜酒或营养不良。

2.体征

呼吸频率>30 次/分;脉搏≥120 次/分;血压<12.0/8.0 kPa(90/60 mmHg);体温≥40 ℃或≤35 ℃;意识障碍;存在肺外感染病灶,如败血症、脑膜炎。

3.实验室和影像学异常

白细胞计数>20×10^9/L 或<4×10^9/L,或中性粒细胞计数<1×10^9/L;呼吸空气时二氧化碳分压<8.0 kPa(60 mmHg)、二氧化碳分压/FiO_2<39.9 kPa(300 mmHg),或动脉血二氧化碳分压>6.7 kPa(50 mmHg);血肌酐>106 μmol/L 或 BUN>7.1 mmol/L;血红蛋白<90 g/L 或血细胞比容<30%;血浆清蛋白<25 g/L;败血症或弥散性血管内凝血的证据,如血培养阳性、代谢性酸中毒、凝血酶原时间和部分凝血活酶时间延长、血小板计数减少;胸部 X 线片病变累及一个肺叶以上、出现空洞、病灶迅速扩散或出现胸腔积液。

为使临床医师更精确地作出入院或门诊治疗的决策,近几年用评分方法作为定量的方法在临床上得到了广泛的应用。肺炎患者预后研究小组(pneumonia outcomes research team,PORT)评分系统是目前常用的评价 CAP 严重度及判断是否必须住院的评价方法,其也可用于预测 CAP 患者的病死率。其预测死亡风险分级如下。①1~2 级:≤70 分,病死率 0.1%~0.6%。②3 级:71~90 分,病死率0.9%。③4 级:91~130 分,病死率 9.3%。④5 级:>130 分,病死率27.0%。PORT 评分系统因可以避免过度评价肺炎的严重度而被推荐使用,即其可保证一些没必要住院的患者在院外治疗。

为避免评价 CAP 患者的严重度不足,可使用改良的 BTS 重症肺炎标准:呼吸频率≥30 次/分,舒张压≤8.0 kPa(60 mmHg),BUN>6.8 mmol/L,意识障碍。4 个因素中存在两个可确定患者的死亡风险更高。此标准因简单易用,且能较准确地确定 CAP 的预后而被广泛应用。

临床肺部感染积分(clinical pulmonary infection score,CPIS)(表 2-2)则主要用于 HAP,包括呼吸机相关性肺炎(ventilator-associated pneumonia,VAP)的诊断和严重度判断,也可用于监测治疗效果。此积分从 0～12 分,积分 6 分时一般认为有肺炎。

表 2-2 临床肺部感染积分评分

参数	标准	分值
体温	≥36.5 ℃,≤38.4 ℃	0
	≥38.9 ℃	1
	≥39 ℃,或≤36 ℃	2
白细胞计数(×10^9)	≥4.0,≤11.0	0
	<4.0,>11.0	1
	杆状核白细胞	2
气管分泌物	<14+吸引	0
	≥14+吸引	1
	脓性分泌物	2
氧合指数(二氧化碳分压/FiO₂)	>240 或急性呼吸窘迫综合征	0
	≤240	2
胸部 X 线片	无渗出	0
	弥漫性渗出	1
	局部渗出	2
半定量气管吸出物培养 (0,1+,2+,3+)	病原菌≤1+或无生长	0
	病原菌≥1+	1
	革兰染色发现与培养相同的病原菌	2

三、治疗

(一)临床监测

1.体征监测

监测重症肺炎的体征是一项简单、易行和有效的方法,患者往往有呼吸频率和心率加快、发绀、肺部病变部位湿啰音等。目前多数指南都把呼吸频率加快(≥30 次/分)作为重症肺炎诊断的主要或次要标准。意识状态也是监测的重点,神志模糊、意识不清或昏迷提示重症肺炎可能性。

2.氧合状态和代谢监测

二氧化碳分压、二氧化碳分压/FiO₂、pH、混合静脉血氧分压（PvO₂）、胃张力测定、血乳酸测定等都可对患者的氧合状态进行评估。单次的动脉血气分析一般仅反映患者瞬间的氧合情况；重症患者或有病情明显变化者应进行系列血气分析或持续动脉血气监测。

3.胸部影像学监测

重症肺炎患者应进行系列胸部 X 线片监测，主要目的是及时了解患者的肺部病变是进展还是好转，是否合并有胸腔积液、气胸，是否发展为肺脓肿、急性呼吸窘迫综合征（acute respiratory distress syndrome，ARDS）等。检查的频度应根据患者的病情而定，如要了解病变短期内是否增大，一般每 48 小时进行一次检查评价；如患者临床情况突然恶化（呼吸窘迫、严重低氧血症等），在不能除外合并气胸或进展至 ARDS 时，应短期内复查；当患者病情明显好转及稳定时，一般可 10～14 天后复查。

4.血流动力学监测

重症肺炎患者常伴有脓毒症，可引起血流动力学的改变，故应密切监测患者的血压和尿量。这 2 项指标比较简单、易行，且非常可靠，应作为常规监测的指标。中心静脉压的监测可用于指导临床补液量和补液速度。部分重症肺炎患者可并发中毒性心肌炎或 ARDS，如临床上难于区分时应考虑行漂浮导管检查。

5.器官功能监测

器官功能监测包括脑功能、心功能、肾功能、胃肠功能、血液系统功能等，进行相应的血液生化和功能检查。一旦发现异常，要积极处理，注意防止多器官功能障碍综合征（multiple organ dysfunction syndrome，MODS）的发生。

6.血液监测

血液监测包括外周血白细胞计数、C 反应蛋白、降钙素原、血培养等。

(二)抗生素治疗

经验性联合应用抗生素治疗重症肺炎的理论依据是：联合应用能够覆盖可能的微生物并预防耐药的发生。对于铜绿假单胞菌肺炎，联用 β 内酰胺类和氨基糖苷类具有潜在的协同作用，优于单药治疗；然而氨基糖苷类抗生素的抗菌谱窄，毒性大，特别是对于老年患者，其肾损害的发生率比较高。临床应用氨基糖苷类时要注意其为浓度依赖性抗生素，一般要用足够剂量、提高峰药浓度以提高疗效，同时也应避免与毒性相关的谷浓度的升高。在监测药物的峰浓度时，庆大霉素和妥布霉素＞7 μg/mL，或阿米卡星＞28 μg/mL 的效果较好。氨基糖苷类的另一个不足是对支气管分泌物的渗透性较差,仅能达到血药浓度的40%。此外,肺炎患者的支气管分泌物 pH 较低,在这种环境下许多抗生素活性都降低。因此,有时联合应用氨基糖苷类抗生素并不能增加疗效,反而增加了肾毒性。

目前对于重症肺炎,抗生素的单药治疗也已得到临床医师的重视。新的头孢菌素、碳青霉烯类、其他 β 内酰胺类和氟喹诺酮类抗生素由于抗菌效力强、广谱,并且耐细菌 β 内酰胺酶,故可用于单药治疗。即使对于重症 HAP,只要不是耐多药的病原体,如铜绿假单胞菌、不动杆菌和耐甲氧西林金黄色葡萄球菌(MRSA)等,也可考虑抗生素的单药治疗。对重症 VAP 有效的抗生素一般包括亚胺培南、美罗培南、头孢吡肟和哌拉西林/他唑巴坦。对于重症肺炎患者来说,临床上的初始治疗常联用多种抗生素,在获得细菌培养结果后,如果没有高度耐药的病原体就可以考虑转为针对性的单药治疗。

临床上一般认为不适合单药治疗的情况包括:①可能感染革兰阳性、革兰阴性菌和非典型病原体的重症 CAP。②怀疑铜绿假单胞菌或肺炎克雷伯杆菌的菌血症。③可能是金黄色葡萄球菌和铜绿假单胞菌感染的 HAP。第三代头孢菌素不应用于单药治疗,因其在治疗中易诱导肠杆菌属细菌产生 β 内酰胺酶而导致耐药发生。

对于重症 VAP 患者,如果为高度耐药病原体所致的感染则联合治疗是必要的。目前有 3 种联合用药方案,具体方案如下。①β 内酰胺类联合氨基糖苷类:在抗铜绿假单胞菌上有协同作用,但也应注意前面提到的氨基糖苷类的毒性作用。②2 个 β 内酰胺类联合使用:因这种用法会诱导出对两种药同时耐药的细菌,故虽然有过成功治疗的报道,仍不推荐使用。③β 内酰胺类联合氟喹诺酮类:虽然没有抗菌协同作用,但也没有潜在的拮抗作用;氟喹诺酮类对呼吸道分泌物穿透性很好,对其疗效有潜在的正面影响。

对于铜绿假单胞菌所致的重症肺炎,联合治疗往往是必要的。抗假单胞菌的 β 内酰胺类抗生素包括青霉素类的哌拉西林、阿洛西林、氨苄西林、替卡西林、阿莫西林;第三代头孢菌素类的头孢他啶、头孢哌酮;第四代头孢菌素类的头孢吡肟;碳青霉烯类的亚胺培南、美罗培南;单酰胺类的氨曲南(可用于青霉素类过敏的患者);β 内酰胺类/β 内酰胺酶抑制剂复合剂的替卡西林/克拉维酸钾、哌拉西林/他唑巴坦。其他的抗假单胞菌抗生素还有氟喹诺酮类和氨基糖苷类。

1.重症 CAP 的抗生素治疗

重症 CAP 患者的初始治疗应针对肺炎链球菌(包括耐药肺炎链球菌)、流感嗜血杆菌、军团菌和其他非典型病原体,在某些有危险因素的患者还有可能为肠道革兰阴性菌属包括铜绿假单胞菌的感染。无铜绿假单胞菌感染危险因素的CAP患者可使用β内酰胺类联合大环内酯类或氟喹诺酮类(如左氧氟沙星、加替沙星、莫西沙星等)。因目前为止还没有确立单药治疗重症CAP的方法,所以很难确定其安全性、有效性(特别是并发脑膜炎的肺炎)或用药剂量。可用于重症CAP并经验性覆盖耐药肺炎链球菌的β内酰胺类抗生素有头孢曲松、头孢噻肟、亚胺培南、美罗培南、头孢吡肟、氨苄西林/舒巴坦或哌拉西林/他唑巴坦。目前高达40%的肺炎链球菌对青霉素或其他抗生素耐药,其机制不是β内酰胺酶介导而是青霉素结合蛋白的改变。虽然不少β内酰胺类和氟喹诺酮类抗生素对这些病原体有效,但对耐药肺炎链球菌肺炎并发脑膜炎的患者应使用万古霉素治疗。如果患者有假单胞菌感染的危险因素(如支气管扩张、长期使用抗生素、长期使用糖皮质激素)应联合使用抗假单胞菌抗生素并应覆盖非典型病原体,如环丙沙星加抗假单胞菌β内酰胺类,或抗假胞菌β内酰胺类加氨基糖苷类加大环内酯类或氟喹诺酮类。

临床上选取任何治疗方案都应根据当地抗生素耐药的情况、流行病学和细菌培养及实验室结果进行调整。关于抗生素的治疗疗程目前也很少有资料可供参考,应考虑感染的严重程度,菌血症、多器官功能衰竭、持续性全身炎症反应和损伤等。一般来说,根据疾病的严重程度和宿主免疫抑制的状态,肺炎链球菌肺炎疗程为7~10天,军团菌肺炎的疗程需要14~21天。重症监护病房的大多数治疗都是通过静脉途径的,但近期的研究表明只要病情稳定、没有发热,即使在危重患者,3天静脉给药后也可转为口服治疗,即序贯或转换治疗。转换为口服治疗的药物可选择氟喹诺酮类,因其生物利用度高,口服治疗也可达到同静脉给药一样的血药浓度。

由于嗜肺军团菌在重症CAP的相对重要性,应特别注意其治疗方案。虽然目前有很多体外有抗军团菌活性的药物,但在治疗效果上仍缺少前瞻性、随机对照研究的资料。回顾性的资料和长期临床经验支持使用红霉素治疗住院的军团菌肺炎患者。在多肺叶病变、器官功能衰竭或严重免疫抑制的患者,在治疗的前3~5天应加用利福平。其他大环内酯类(克拉霉素和阿奇霉素)也有效。除上述之外,可供选择的药物还有氟喹诺酮类(环丙沙星、左氧氟沙星、加替沙星、莫西沙星)或多西环素。氟喹诺酮类在治疗军团菌肺炎的动物模型中特别有效。

2.重症HAP的抗生素治疗

HAP应根据患者的情况和最可能的病原体而采取个体化治疗。对于早发的(住院4天内起病者)重症肺炎患者而没有特殊病原体感染危险因素者,应针对"常见病原体"治疗。这些病原体包括肺炎链球菌、流感嗜血杆菌、甲氧西林敏感的金黄色葡萄球菌和非耐药的革兰阴性细菌。抗生素可选择第二代、第三代、第四代头孢菌素、β内酰胺类/β内酰胺酶抑制剂复合剂、氟喹诺酮类或联用克林霉素和氨曲南。

对于任何时间起病、有特殊病原体感染危险因素的轻中症肺炎患者,有感染"常见病原体"和其他病原体危险者,应评估危险因素来指导治疗。如果有近期腹部手术或明确的误吸史,应注意厌氧菌,可在主要抗生素基础上加用克林霉素或单用β内酰胺类/β内酰胺酶抑制剂复合剂;如果患者有昏迷或有头部创伤、肾衰竭或糖尿病史,应注意金黄色葡萄球菌感染,需针对性选择有效的抗生素;如果患者起病前使用过大剂量的糖皮质激素,或近期有抗生素使用史,或长期有重症监护病房住院史,即使患者的 HAP 并不严重,也应经验性治疗耐药病原体。治疗方法是联用两种抗假单胞菌抗生素,如果气管抽吸物革兰染色见阳性球菌还需加用万古霉素(或可使用利奈唑胺或奎奴普丁/达福普汀)。所有的患者,特别是气管插管的重症监护病房患者,经验性用药必须持续到痰培养结果出来之后。如果无铜绿假单胞菌或其他耐药革兰阴性细菌感染,则可根据药敏情况使用单一药物治疗。非耐药病原体的重症 HAP 患者可用任何以下单一药物治疗:亚胺培南、美罗培南、哌拉西林/他唑巴坦或头孢吡肟。

重症监护病房中 HAP 的治疗也应根据当地抗生素敏感情况,以及当地经验和对某些抗生素的偏爱而调整。每个重症监护病房都有它自己的微生物药敏情况,而且这种情况随时间而变化,因而有必要经常更新经验用药的策略。经验用药中另一个需要考虑的是"抗生素轮换"策略,它是指标准经验治疗过程中有意更改抗生素使细菌暴露于不同的抗生素,从而减少抗生素耐药的选择性压力,达到减少耐药病原体感染发生率的目的。"抗生素轮换"策略目前仍在研究之中,还有不少问题未能明确,包括每个用药循环应该持续多久?应用什么药物进行循环?这种方法在内科和外科患者的有效性分别有多高?循环药物是否应该针对革兰阳性细菌同时也针对革兰阴性细菌等。

在某些患者中,雾化吸入这种局部治疗可用以弥补全身用药的不足。氨基糖苷类雾化吸入可能有一定的益处,但只用于革兰阴性细菌肺炎全身治疗无效者。多黏菌素雾化吸入也可用于耐药铜绿假单胞菌的感染。

对于初始经验治疗失败的患者,应该考虑其他感染性或非感染性的诊断,包括肺曲霉感染。对持续发热并有持续或进展性肺部浸润的患者,可经验性使用两性霉素 B。虽然传统上应使用开放肺活检来确定其最终诊断,但临床上是否活检仍应个体化。临床上还应注意其他的非感染性肺部浸润的可能性。

(三)支持治疗

支持治疗主要包括液体补充、血流动力学、通气和营养支持,起到稳定患者状态的作用,而更直接的治疗仍需要针对患者的基础病因。流行病学证据显示,营养不良影响肺炎的发病和危重患者的预后。同样,临床资料也支持肠内营养可以预防肺炎的发生,特别是对于创伤的患者。对于严重脓毒症和多器官功能衰竭的分解代谢旺盛的重症肺炎患者,在起病48小时后应开始经肠内途径进行营养支持,一般把导管插入到空肠进行喂养以避免误吸;如果使用胃内喂养,最好是维持患者半卧体位以减少误吸的风险。

(四)胸部理疗

拍背、体位引流和振动可以促进黏痰排出的效果尚未被证实。胸部理疗广泛应用的局限在于:①其有效性未被证实,特别是不能减少患者的住院时间。②费用高,需要专人使用。③有时引起二氧化碳分压的下降。目前的经验是胸部理疗对于脓痰过多(>30 mL/d)或严重呼吸肌疲劳不能有效咳嗽的患者是最为有用的,如对囊性纤维化、慢性阻塞性肺疾病和支气管扩张的患者。

使用自动化病床的侧翻疗法,有时加以振动叩击,是一种有效预防外科创伤及内科患者肺炎的方法,但其地位仍不确切。

(五)促进痰液排出

雾化和湿化可降低痰的黏度,因而可改善不能有效咳嗽患者的排痰,然而雾化产生的大多水蒸气都沉积在上呼吸道并引起咳嗽,一般并不影响痰的流体特性。目前很少有数据支持湿化能特异性地促进细菌清除或肺炎吸收的观点。乙酰半胱氨酸能破坏痰液的二硫键,有时也用于肺炎患者的治疗,但由于其刺激性,因而在临床的应用上受到一定限制。痰中的DNA增加了痰液黏度,重组的DNA酶能裂解DNA,已证实在囊性纤维化患者中有助于改善症状和肺功能,但对肺炎患者其价值尚未被证实。支气管舒张药也能促进黏液排出和纤毛运动频率,对慢性阻塞性肺疾病合并肺炎的患者有效。

四、急救护理

(一)护理目标

(1)维持生命体征稳定,降低病死率。

(2)维持呼吸道通畅,促进有效咳嗽、排痰。

（3）维持正常体温，减轻高热伴随症状，增加患者舒适感。

（4）供给足够营养和液体。

（5）预防传染和继发感染。

（二）护理措施

1.病情监护

重症肺炎患者病情危重、变化快，特别是高龄及合并严重基础疾病患者，需要严密监护病情变化，包括持续监护心电、血压、呼吸、血氧饱和度，监测意识、尿量、血气分析结果、肾功能、电解质、血糖变化。任何异常变化均应及时报告医师，早期处理。同时床边备好吸引装置、吸氧装置、气管插管和气管切开等抢救用品及抢救药物等。

2.维持呼吸功能的护理

（1）密切观察患者的呼吸情况，监护呼吸频率、节律、呼吸音、血氧饱和度。患者出现呼吸急促、呼吸困难，口唇、指（趾）末梢发绀，低氧血症（血氧饱和度＜80％），双肺呼吸音减弱，必须及时给予鼻导管或面罩有效吸氧，根据病情变化调节氧浓度和流量。面罩呼吸机加压吸氧时，注意保持密闭，对于面颊部极度消瘦的患者，在颊部与面罩之间用脱脂棉垫衬托，避免漏气影响氧疗效果和皮肤压迫。意识清楚的患者嘱其用鼻呼吸，脱面罩间歇时间不宜过长。鼓励患者多饮水，减少张口呼吸和说话。

（2）常规及无创呼吸机加压吸氧不能改善缺氧时，采取气管插管呼吸机辅助通气。机械通气需要患者较好的配合，事先向患者简明讲解呼吸机原理、保持自主呼吸与呼吸机同步的配合方法、注意事项等。指导患者使用简单的身体语言表达需要，如用动腿、眨眼、动手指表示口渴、翻身、不适等或写字表达。机械通气期间严格做好护理，每天更换呼吸管道，浸泡消毒后再用环氧乙烷灭菌；严格按无菌技术操作规程吸痰。护理操作特别是给患者翻身时，注意呼吸机管道水平面保持一定倾斜度，使其低于患者呼吸道，集水瓶应在呼吸环路的最低位，并及时检查倾倒管道内、集水瓶内冷凝水，避免其反流入气道。根据症状、血气分析、血氧饱和度调整吸入氧浓度，力求在最低氧浓度下达到最佳的氧疗效果，争取尽快撤除呼吸机。

（3）保持呼吸道通畅，及时清除呼吸道分泌物。①遵医嘱给予雾化吸入，每天2次，有效湿化呼吸道。正确使用雾化吸入，雾化液用生理盐水配制，温度在35℃左右。喷雾器保持要竖直向上，并根据患者的姿势调整角度和位置，吸入过程护士必须在场严密观察病情，如出现呼吸困难、口周发绀，应停止吸入，立即吸痰、吸氧,不能缓解时通知医师,症状缓解后继续吸入。每次雾化后,协助患者翻身、拍背,拍背时五指并拢成空心掌,由上而下,由外向内,有节律地轻拍背部。通过振动,使小气道分泌物松动易于进入较大气道,有利于排痰及改善肺通、换气功能。每次治疗结束后,雾化器内余液应全部倾倒,重新更换灭菌蒸馏水;雾化器连接管及面罩用0.5%三氯异氰尿酸(健之素)消毒液浸泡30分钟,用清水冲净后晾干备用。②指导患者定时有效咳嗽,病情允许时使患者取坐位,先深呼吸,轻咳数次将痰液集中后,用力咳出,也可促使肺膨胀。协助患者勤翻身,改变体位,每2小时拍背体疗1次。对呼吸无力、衰竭的患者,用手指压在胸骨切迹上方刺激气管,促使患者咳嗽排痰。③老年人、衰弱的患者及咳嗽反射受抑制者,呼吸防御机制受损,不能有效地将呼吸道分泌物排出时,应按需要吸痰。用一次性吸痰管,检查导管通畅后,在无负压情况下将吸痰管轻轻插入10~15 cm,退出1~2 cm,以便游离导管尖端,然后打开负压,边旋转边退出,有黏液或分泌物处稍停。每次吸痰时间应少于15秒。吸痰时,同一根吸痰管应先吸气道内分泌物,再吸鼻腔内分泌物,不能重复进入气道。

(4)研究表明,患者俯卧位发生吸入性肺炎的概率比左侧卧位和仰卧位患者低,定时帮助患者取该体位。进食时抬高床头30°~45°,减少胃液反流误吸机会。

3.合并感染性休克的护理

发生休克时,患者取去枕平卧位,下肢抬高20°~30°,增加回心血量和脑部血流量;保持静脉通道畅通,积极补充血容量,根据心功能、皮肤弹性、血压、脉搏、尿量及中心静脉压情况调节输液速度,防止肺水肿;加强抗感染,使用血管活性药物时,用药浓度、单位时间用量,严格遵医嘱,动态观察病情,及时反馈,为治疗方案的调整提供依据。体温不升者给予棉被保暖,避免使用热水袋、电热毯等加温措施。

4.合并急性肾衰竭的护理

少尿期准确记录出入量,留置导尿管,记录每小时尿量,严密观察肾功能及电解质变化,根据医嘱严格控制补液量及补液速度。高血钾是急性肾衰竭患者常见死亡原因之一,此时期应避免摄入含钾高的食物;多尿期应注意补充水分,保持水、电解质平衡。尿量<20 mL/h或<80 mL/24 h的急性肾衰竭者需要血液透析治疗。

5.发热的护理

高热时帮助降低体温,减轻高热伴随症状,增加患者舒适感,每2小时监测体温 1 次。密切观察发热规律、特点及伴随症状,及时报告医师对症处理;寒战时注意保暖,高热给予物理降温,冷毛巾敷前额,冰袋置于腋下、腹股沟等处,或温水、酒精擦浴。物理降温效果差时,遵医嘱给予退热剂。降温期间要注意随时更换汗湿的衣被,防止受凉,鼓励患者多饮水,保证机体需要,防止肾血流灌注不足,诱发急性肾功能不全。加强口腔护理。

6.预防传染及继发感染

(1)采取呼吸道隔离措施,切断传播途径。单人单室,避免交叉感染。严格遵守各种消毒、隔离制度及无菌技术操作规程,医护人员操作前后应洗手,特别是接触呼吸道分泌物和护理气管切开、插管患者前后要彻底流水洗手,并采取戴口罩、手套等隔离手段。开窗通风保持病房空气流通,每天定时紫外线空气消毒30～60 分钟,加强病房内物品的消毒,所有医疗器械和物品特别是呼吸治疗器械定时严格消毒、灭菌。控制陪护及探视人员流动,实行无陪人管理。对特殊感染、耐药菌株感染及易感人群应严格隔离,及时通报。

(2)加强呼吸道管理:气管切开患者更换内套管前,必须充分吸引气囊周围分泌物,以免含菌的渗出液漏入呼吸道诱发肺炎。患者取半坐位以减少误吸危险,尽可能缩短人工气道留置和机械通气时间。

(3)患者分泌物、痰液存放于黄色医疗垃圾袋中焚烧处理,定期将呼吸机集水瓶内液体倒入装有0.5％健之素消毒液的容器中集中消毒处理。

7.营养支持治疗的护理

营养支持是重要的辅助治疗。重症肺炎患者防御功能减退,体温升高使代谢率增加,机体需要增加免疫球蛋白、补体、内脏蛋白的合成,支持巨噬细胞、淋巴细胞活力及酶活性。提供重症肺炎患者高蛋白、高热量、富含维生素、易消化的流质或半流质的食物,尽量符合患者口味,少食多餐。有时需要鼻饲营养液,必要时胃肠外应用免疫调节剂,如免疫球蛋白、血浆、清蛋白和氨基酸等营养物质以提高抵抗力,增强抗感染效果。

8.舒适护理

为保证患者舒适,重视做好基础护理。重症肺炎急性期患者要卧床休息,安排好治疗、护理时间,尽量减少打扰,保证休息。帮助患者维持舒服的治疗体位。保持病室清洁、安静,空气新鲜。室温保持在22～24 ℃,使用空气湿化器保持空气相对湿度为 60％～70％。保持床铺干燥、平整。保持口腔清洁。

9.采集痰标本的护理干预

痰标本是最常用的下呼吸道病原学标本,其检验结果是选择抗生素治疗的确切依据,正确采集痰标本非常重要。准确的采样是经气管采集法,但患者有一定痛苦,不易被接受。临床一般采用自然咳痰法。采集痰标本应注意必须在抗生素治疗前采集新鲜、深咳后的痰,迅速送检,避免标本受到口咽处正常细菌群的污染,以保证细菌培养结果准确性。具体方法是:嘱患者先将唾液吐出、漱口,并指导或辅助患者深吸气后咳嗽,咳出肺部深处痰液,留取标本。收集痰液后应在 30 分钟内送检。经气管插管收集痰标本时,可使用一次性痰液收集器。用无菌镊夹持吸痰管插入气管深部,注意勿污染吸痰管。留痰过程注意无菌操作。

10.心理护理

评估患者的心理状态,采取有针对性的护理。患者病情重,呼吸困难、发热、咳嗽等明显不适,导致患者烦躁和恐惧,加压通气、气管插管、机械通气患者尤其明显,上述情绪加重呼吸困难。护士要鼓励患者倾诉,多与其交流;语言交流困难时,用文字或体态语言主动沟通,尽量消除其紧张恐惧心理。了解患者的经济状况及家庭成员情况,帮助患者寻求更多支持和帮助。及时向患者及其家属解释,介绍病情和治疗方案,使其信任和理解治疗、护理的作用,增加安全感,保持情绪稳定。

11.健康教育

出院前指导患者坚持呼吸功能锻炼,做深呼吸运动,增强体质。减少去公共场所的次数,预防感冒。上呼吸道感染急性期外出戴口罩。居室保持良好的通风,保持空气清新。均衡膳食,增加机体抵抗力,戒烟,避免劳累。

第三节　重症病毒性肝炎

大多数病毒性肝炎预后良好,少部分人出现肝功能衰竭,我国定名为重型肝炎,预后较差。起病 10 天内出现急性肝功能衰竭现象,称为急性重症型;起病 10 天以上出现肝功能衰竭现象,称为亚急性重症型;在有慢性肝炎、肝硬化或慢性疾病毒携带状态病史的患者,出现肝功能衰竭表现,称为慢性重型肝炎。

一、诊断

(一)病因

本病病原体为各型肝炎病毒。肝炎病毒与机体的免疫反应都与本病的发病有关。发病多有诱因,如急性肝炎起病后,未适当休息、治疗,嗜酒或服用损害肝脏药物;妊娠或合并感染等。

(二)诊断要点

1.病史

急、慢性肝炎患者有明显的恶心、呕吐、腹胀等消化道症状;肝功能严重损害,特别是黄疸急骤加深,血清总胆红素>171 μmol/L 或每天上升幅度>17 μmol/L;在胆红素增高的同时,血清转氨酶活性反而相对较低,呈"胆-酶分离"现象;凝血酶原活动≤40%,有肝性脑病、出血、腹水等表现。要注意区别急性、亚急性、慢性重型肝炎的不同点,发病 10 天以内出现的重型肝炎是急性重型肝炎,其特点为肝性脑病出现早、肝浊音界缩小较明显;发病 10 天～8 周出现的重型肝炎为亚急性重型肝炎,临床表现主要为严重消化道症状、重度黄疸、水肿及腹水,可有肝性脑病。慢性重型肝炎是在原有慢性肝炎或肝炎后肝硬化基础上出现的亚急性重型肝炎的临床表现,肝浊音界缩小不明显,病程一般较长。

2.危重指标

(1)突然出现精神、神志改变,即肝性脑病变化,从轻微的情绪与言行改变到严重的肝昏迷。

(2)短期内黄疸急剧加重,胆固醇或胆碱酯酶明显降低。

(3)腹胀明显加重,出现"胃型";腹水大量增加、尿量急剧减少等表现。

(4)凝血酶原活动度极度减低,出血现象明显,或有弥散性血管内凝血表现。

(5)出现严重并发症,如感染、肝肾综合征等。

3.辅助检查

(1)血常规检查:急性重型肝炎可有白细胞计数升高及核左移。慢性重型肝炎由于脾功能亢进,故白细胞计数升高不明显,血小板计数多有减少。

(2)肝功能明显异常:尤以胆红素升高明显,胆固醇(酯)与胆碱酯酶明显降低。慢性重型肝炎多有清蛋白明显减少,球蛋白升高。

(3)凝血酶原时间延长:凝血酶原活动度降低至 40% 以下,可有血小板计数减少、纤维蛋白原减少、纤维蛋白降解产物(FDP)增加等弥散性血管内凝血的表现。

(4)血氨升高:正常血氨静脉血中应<58 μmol/L(100 μg/dL),动脉血氨更能反映肝性脑病的轻重。

(5)氨基酸谱的测定:支链氨基酸(支)正常或轻度减少,而芳香氨基酸(芳)增多,故支/芳比值下降。

（6）脑电图:可有高电压及阵发性慢波。脑电图检查有助于肝性脑病的早期诊断及判断预后。

（7）肾功能检查:有肝肾综合征时常有尿素及血清肌酐升高。

（8）各种肝炎病毒标志物检查:可确定病原及发现多型病毒重叠感染患者。

（9）肝活检:对不易确诊的患者应考虑做肝穿刺活检。但术前、术后应做好纠正出血倾向的治疗。如注射维生素 K$_1$、凝血酶原复合物、新鲜血浆,以改善凝血酶原活动度。术前、术后还可注射止血药。同时要加强监护以防意外。

（三）鉴别诊断

1.药物及肝毒性毒物引起的急性中毒性重型肝炎

本病应有服药史及毒物史,如抗结核药、磺胺类药、抗真菌药(酮康唑)等,中草药中的川楝子、雷公藤、黄药子也可引起,毒物中有毒蕈中毒、蛇毒等。

2.妊娠急性脂肪肝

本病多发生于第一胎,妊娠后期,急性上腹痛,频繁呕吐,黄疸深重,出血,很快出现昏迷、抽搐、B超检查可见肝脏回声衰减。

二、治疗

（一）治疗原则

主要是综合治疗,包括支持疗法,防止肝坏死,改善肝功能,促进肝细胞再生,防止出血、肝性脑病、肝肾综合征、合并感染等并发症。

（二）常规治疗

1.一般支持疗法

（1）绝对卧床休息,记录 24 小时出入量,密切观察病情变化。

（2）保证必要的热量供应,尽可能减少饮食中的蛋白质,以控制肠内氨的来源。补充足量维生素 C、维生素 K$_1$ 及 B 族维生素。

（3）静脉输液,以 10% 葡萄糖液 1 500～2 000 mL/d,内加水飞蓟素、促肝细胞生长素、维生素 C 2.0～5.0 g,静脉滴注。大量维生素 E 静脉滴注,有助于消除氧自由基的中毒性损害。

（4）输新鲜血浆或全血,1 次/2～3 天,人血清蛋白 5～10 g,1 次/天。

（5）支链氨基酸 250 mL,1～2 次/天。

（6）根据尿量及血中钠、钾、氯化物检测结果,调整补充电解质,以维持电解质平衡,防止低血钾。

2.防止肝细胞坏死,促进肝细胞再生

(1)肝细胞再生因子(HGF)80~120 mg 溶于 10% 葡萄糖液 250 mL,静脉滴注,1 次/天。

(2)胸腺素 15~20 mg/d,溶于 10% 葡萄糖液内静脉滴注。

(3)10% 葡萄糖液 500 mL 加甘利欣 150 mg 或加强力宁注射液 80~120 mL,静脉滴注,1 次/天。10% 门冬氨酸钾镁 30~40 mL,溶于 10% 葡萄糖液中静脉滴注,1 次/天。长期大量应用注意观察血钾。复方丹参注射液 8~16 mL 加入 500 mL 右旋糖酐-40 内静脉滴注,1 次/天。改善微循环,防止弥散性血管内凝血形成。

(4)前列腺素 E_1(PGE$_1$),开始为 100 μg/d,以后可逐渐增加至 200 μg/d,加于 10% 葡萄糖液 500 mL 中缓慢静脉滴注,半个月为一个疗程。

(5)胰高血糖素-胰岛素(G-I)疗法,方法为胰高血糖素 1 mg,普通胰岛素 10 U 共同加入 10% 葡萄糖液 500 mL 内,缓慢静脉滴注,1~2 次/天。

3.防治肝性脑病

(1)严格低蛋白饮食,病情严重时可进无蛋白饮食,待病情好转后再逐渐增加。

(2)口服乳果糖糖浆 10~30 mL,3 次/天,以使粪便 pH 降到 5 为宜,从而达到抑制肠道细菌繁殖、减轻内毒素血症。选用大黄煎剂、小量硫酸镁、20% 甘露醇 20~50 mL 口服、口服新霉素、食醋保留灌肠等。

(3)防止低血钾与碱血症:用支链氨基酸或六合氨基酸 250 mL 静脉滴注,1~2 次/天。

(4)消除脑水肿有脑水肿:倾向者用 20% 甘露醇 250 mL.加压快速静脉滴注。

4.防治出血

(1)观测血小板计数、凝血酶原时间、纤维蛋白原等,以便及早发现弥散性血管内凝血征兆,尽早采取相应措施。早期应给改善微循环、防止血小板聚集的药物,如川芎嗪 160~240 mg,复方丹参注射液 8~18 mL,双嘧达莫 400~600 mg 等,加入葡萄糖液内静脉滴注。500 mL 右旋糖酐-40 加山莨菪碱注射液 10~20 mg,静脉滴注,如确已发生弥散性血管内凝血,应按弥散性血管内凝血治疗。

(2)凝血因子的应用:纤维蛋白原 1.5 g 溶于 100 mL 注射用水中,缓慢静脉滴注,1 次/天。输新鲜血浆或新鲜全血。

(3)大剂量维生素 K_1 应早应用:有人认为大剂量维生素 K_1、维生素 C、维生素 E 合用,可使垂死的肝细胞复苏。

(4)酚磺乙胺 500 mg,静脉注射,1 或 2 次/天。

(5)对有消化道大出血者,除输血及全身用止血药外,应进行局部相应处理。消化道出血时,可口服凝血酶,每次 2 000 U;奥美拉唑 40 mg 静脉注射,1 次/6 小时;西咪替丁,每晚 0.4～0.8 g,可防治胃黏膜糜烂出血。对门静脉高压引起的上消化道出血,在血压许可的条件下,持续静脉滴注酚妥拉明以降低门脉压,可起到理想的止血效果。酚妥拉明 20～30 mg 加入 10%葡萄糖液 1 000～1 500 mL 缓慢静脉滴注 8～12 小时,注意观察血压。

5.防治肾衰竭

(1)尽量避免用有肾毒性的药物。

(2)选用川芎嗪、复方丹参、山莨菪碱、右旋糖酐-40 等。如已有肾功能不全、尿少者,应按急性肾衰竭处理。注意水、电解质平衡,防止高血钾。

(3)适当用利尿剂,可用呋塞米 20～100 mg 稀释后静脉注射。

(4)经用药不能缓解高血钾与氮质血症,应行腹膜透析。

6.防感染

(1)注意口腔护理,保持病室空气清新,防止交叉感染。及早发现感染征兆,要特别注意腹腔、消化道、呼吸道、口腔、泌尿系统感染。可用乳酸菌制剂,以<50 ℃的低温水冲服,以预防肠道感染。

(2)及早用抗生素,在没有找到致病菌前,一般首先考虑革兰阴性菌感染,全面考虑选用抗生素。要特别注意避免使用肾毒性与肝毒性抗生素。

三、急救护理

(一)护理目标

(1)患者及家属了解重症肝炎的诱发因素。

(2)患者症状改善,无护理并发症。

(3)为患者提供优质的护理服务,提高危重患者的生存质量,降低病死率。

(4)护士熟练掌握重症肝炎护理及预防保健知识。

(二)护理措施

1.休息与活动

卧床休息,病情允许时尽量采取平卧位。症状好转,黄疸消退,肝功能改善后,可逐渐增加活动量,以不感到疲劳为宜。肝功能正常 1～3 个月后可恢复日常活动及工作。

2.饮食

(1)饮食原则:以高热量、高维生素、低脂、优质蛋白、易消化的食物为主。

(2)肝性脑病神志不清时禁止摄入蛋白质饮食,清醒后可逐渐增加蛋白质含量,每天约 20 g,以后每隔 3~5 天增加 10 g,逐渐增加至 40~60 g/d,最好以植物蛋白为宜。

(3)肝肾综合征时低盐或无盐饮食,钠限制每天 250~500 mg,进水量限制在 1 000 mL/d。

(4)为患者提供清洁、舒适的就餐环境,促进食欲。

3.预防感染

(1)保持病房空气清新,减少探视;加强病房环境消毒,每天常规进行地面、物表、空气消毒。

(2)注意饮食卫生及餐具的清洁消毒,避免交叉感染。

(3)加强无菌操作,防止医源性感染。

(4)严格终末消毒。

4.心理护理

重症肝炎患者病情危重,病死率高,患者及其家属易形成恐惧的心理状态,对治疗失去信心。护士应详细了解患者及其家属对疾病的态度,耐心倾听患者诉说,安慰患者,建立良好的护患关系。讲解好转的典型病例,使患者树立战胜疾病的信心。

5.症状护理

(1)观察患者生命体征、神志、瞳孔、尿量的变化,并做好记录。

(2)每周测量腹围和体重:利尿速度不宜过快,腹水伴水肿者,每天体重下降不超过1 000 g。单纯腹水患者,每天体重下降不超过 400 g。

(3)避免肝性脑病的各种诱发因素:注意保持大便通畅,防治感染,禁用止痛、麻醉、安眠和镇静药物,维持水、电解质和酸碱平衡。

(4)观察有无肝性脑病、出血、肝肾综合征等并发症的发生,如有病情变化及时汇报医师并配合抢救。

6.三腔二囊管护理

(1)胃气囊充气 200~300 mL,食道囊充气 150~200 mL。

(2)置管期间可因提拉过猛或患者用力咳嗽出现恶心,频繁期前收缩甚至出现窒息症状,应立即将气囊口放开,放出三腔管内气体,并行进一步处理。

(3)经常抽吸胃内容物,观察有无再出血。

（4）置管期间应保持口、鼻清洁,忌咽唾液、痰液,以免误入气管。

（5）置管24小时后应放气15～30分钟,以免食管、胃底黏膜受压过久坏死。

（6）出血停止后放出气囊的气体,保留管道,继续观察12～24小时,无出血现象可考虑拔管,拔管前应吞服液状石蜡20～30 mL。

7.健康教育

（1）向患者及其家属讲解重症肝炎的诱因。

（2）按照医嘱合理用药,了解常用药物的作用、正确用量、用法、不良反应;勿自行使用镇静、安眠药物。

（3）合理饮食:以高热量、高维生素、低脂、优质蛋白、易消化的食物为主。

（4）预防交叉感染:实施适当的家庭隔离,如患者的餐具、用具和洗漱用品应专用,定时消毒。

（5）避免劳累、饮酒及应用肝损害药物。

（6）定期复查肝功能。

第三章

心内科常见病的护理

第一节　原发性高血压

原发性高血压是以血压升高为主要临床表现但原因不明的综合征,通常简称为高血压。高血压是导致充血性心力衰竭、卒中、冠心病、肾衰竭、夹层动脉瘤的发病率和病死率升高的主要危险性因素之一,严重影响人们的健康和生活质量,是最常见的疾病,防治高血压非常必要。

一、血压分类和定义

目前,我国采用国际上统一的血压分类和标准,将 18 岁以上成人的血压按不同水平分类(表 3-1),高血压定义为收缩压≥18.7 kPa(140 mmHg)和/或舒张压≥12.0 kPa(90 mmHg),根据血压升高水平,又进一步将高血压分为 1、2、3 级。

表 3-1　血压的定义和分类(世界卫生组织/ISH)

类别	收缩压(mmHg)		舒张压(mmHg)
理想血压	<120	和	<80
正常血压	<130	和	<85
正常高值	130~139	或	85~89
高血压			
1 级(轻度)	140~159	或	90~99
亚组:临界高血压	140~149	或	90~94
2 级(中毒)	160~179	或	100~109
3 级(重度)	≥180	或	≥110
单纯收缩期高血压	≥140	和	<90
亚组:临界收缩期高血压	140~149	和	<90

当患者的收缩压和舒张压分属不同分类时,应当用较高的分类。

二、病因

(一)遗传

高血压具有明显的家族性,父母均为高血压者其子女患高血压的概率明显高于父母均无高血压者的概率。约60%高血压患者可询问到有高血压家族史。

(二)饮食

膳食中钠盐摄入量与人群血压水平和高血压病患病率呈正相关。摄盐越多,血压水平和患病率越高,钾摄入量与血压呈负相关,限制钠补充钾可使高血压患者血压降低。钾的降压作用可能是通过促进排钠而减少细胞外液容量。有研究表明,膳食中钙不足可使血压升高;大量研究显示高蛋白质摄入、饮食中饱和脂肪酸或饱和脂肪酸/不饱和脂肪酸比值较高、饮酒量过多都属于升压因素。

(三)精神

城市脑力劳动者高血压患病率超过体力劳动者,从事精神紧张度高的职业者发生高血压的可能性较大,长期生活在噪声环境中听力敏感性减退者患高血压也较多。高血压患者经休息后往往症状和血压可获得一定改善。

(四)肥胖

超重或肥胖是血压升高的重要危险因素。一般采用体质指数(BMI),即体重(kg)/身高(m)^2(以20~24为正常范围)。血压与BMI呈显著的正相关。肥胖的类型与高血压发生关系密切,向心性肥胖者容易发生高血压,表现为腰围往往大于臀围。

(五)其他

服避孕药的妇女容易出现血压升高,一般在终止服用避孕药后3~6个月血压常恢复正常。阻塞性睡眠呼吸暂停综合征是指睡眠期间反复发作性呼吸暂停。阻塞性睡眠呼吸暂停综合征常伴有重度打鼾,患此病的患者常有高血压。

三、发病机制

对原发性高血压的发病机制至今还没有一个统一的认识。目前认为高血压的发病机制集中在以下几个方面。

(一)交感神经系统活性亢进

已知反复的精神刺激与过度紧张可以引起高血压。长期处于应激状态,如从事驾驶员、飞行员、等职业者高血压患病率明显增高。当大脑皮质兴奋与抑制过程失调时,交感神经和副交感神经之间的平衡失调,交感神经兴奋性增加,其末梢释放去甲肾上腺素、肾上腺素、多巴胺、血管升压素等儿茶酚胺类物质增多,从而引起阻力小动脉收缩增强使血压升高。

(二)肾素-血管紧张素-醛固酮系统(RAAS)激活经典的 RAAS

肾小球旁细胞分泌的肾素,激活从肝脏产生的血管紧张素原转化为血管紧张素Ⅰ,然后再经肺循环中的血管紧张素转换酶(ACE)的作用转化为血管紧张素Ⅱ。血管紧张素Ⅱ作用于血管紧张素Ⅱ受体,有如下作用:①直接使小动脉平滑肌收缩,外周阻力增加。②刺激肾上腺皮质球状带,使醛固酮分泌增加,致使肾小管远端集合管的钠重吸收加强,导致水、钠潴留。③交感神经冲动发放使去甲肾上腺素分泌增加。以上作用均可使血压升高。近年来发现血管壁、心脏、脑、肾脏及肾上腺中也有 RAAS 的各种组成成分。局部 RAAS 的各成分对心脏、血管平滑肌的作用,可能在高血压发生和发展中有更大影响,占十分重要的地位。

(三)其他

细胞膜离子转运异常可使血管收缩反应性增强和平滑肌细胞增生与肥大,血管阻力增高;肾脏潴留过量摄入的钠盐,使体液容量增大,机体为避免心排血量增高使组织过度灌注,全身阻力小动脉收缩增强,导致外周血管阻力增高;胰岛素抵抗所致的高胰岛素血症可使电解质代谢发生障碍,还使血管对体内升压物质反应性增强,血液中儿茶酚胺水平增加,血管张力增高,从而使血压升高。

四、病理生理和病理解剖

高血压病的早期表现为全身细小动脉的间歇性痉挛,仅有主动脉壁轻度增厚,全身细小动脉和脏器无明显的器质性改变,患者多无明显症状。如病变持续,可导致许多脏器受累,最重要的是心、脑、肾组织的病变。

(一)心脏

心脏主要表现为左心室肥厚和扩大,病变晚期可导致心力衰竭。这种由高血压引起的心脏病称为高血压性心脏病。长期高血压还可引起冠状动脉粥样硬化。

(二)脑

脑细小动脉的长期硬化和痉挛,使动脉壁缺血、缺氧而通透性增高,容易形成微小动脉瘤,当血压突然升高时,微小动脉瘤破裂,从而发生脑出血。高血压可促使脑动脉发生粥样硬化,导致脑血栓形成。

(三)肾脏

细小动脉硬化引起的缺血使肾小球缺血、变性、坏死,继而纤维化及玻璃样变,并累及相应的肾小管,使之萎缩、消失,间质出现纤维化。因残存的肾单位越来越少,最终导致肾衰竭。

五、临床表现

(一)症状

大多数患者早期症状不明显,常见症状有头痛、头晕、耳鸣、眼花、乏力、心悸,还有的表现为失眠、健忘、注意力不集中、情绪易波动或发怒等。经常在体检或其他疾病就医检查时发现血压升高。血压升高常与情绪激动、精神紧张、体力活动有关,休息或去除诱因血压可下降。

(二)体征

血压受昼夜、气候、情绪、环境等因素影响波动较大。一般清晨起床活动后血压迅速升高,夜间血压较低;冬季血压较高,夏季血压较低;情绪不稳定时血压高;在医院或诊所血压明显增高,在家或医院外的环境中血压低。体检时可听到主动脉瓣区第二心音亢进、收缩期杂音,长期高血压时有心尖冲动明显增强,搏动范围扩大及心尖冲动左移体征,提示左心室增大。

(三)恶性或急进性高血压

表现为患者发病急骤,舒张压多持续在 17.3～18.7 kPa(130～140 mmHg)或更高。常有头痛、视力模糊或失明,视网膜可发生出血、渗出及视盘水肿,肾脏损害突出,持续蛋白尿、血尿及管型尿,病情进展迅速,如不及时治疗,易出现严重的脑、心、肾损害,发生脑血管意外、心力衰竭和尿毒症,最后多因尿毒症而死亡,但也可死于脑血管意外或心力衰竭。

六、并发症

(一)高血压危象

在情绪激动、精神紧张、过度劳累、寒冷等诱因作用下,小动脉发生强烈痉挛,血压突然急剧升高,收缩压可达 34.7 kPa(260 mmHg)、舒张压可达 16.0 kPa(120 mmHg),影响重要脏器血液供应而出现危急症状,在高血压的早、中、晚期均可发生。患者出现头痛、恶心、呕吐、烦躁、心悸、出汗、视力模糊等征象,伴有椎-基底动脉、视网膜动脉、冠状动脉等累及的缺血表现。

(二)高血压脑病

高血压脑病发生在重症高血压患者,是指血压突然或短期内明显升高,由于过高的血压干扰了脑血管的自身调节机制,脑组织血流灌注过多造成脑水肿。患者的临床表现为弥漫性严重头痛、呕吐、烦躁、意识模糊、精神错乱、局灶性或全身抽搐,甚至昏迷。

(三)主动脉夹层

主动脉夹层指主动脉腔内的血液通过内膜的破口进入主动脉壁中层而形成的血肿,夹层分离突然发生时多数患者突感胸部疼痛,向胸前及背部放射,随夹层涉及范围而可以延至腹部、下肢及颈部。疼痛剧烈难以忍受,起病后即达高峰,呈刀割或撕裂样。突发剧烈的胸痛常误诊为急性心肌梗死。高血压是导致本病的重要因素。患者因剧痛而休克,焦虑不安、大汗淋漓、面色苍白、心率加速,从而使血压升高。

(四)其他

其他并发症可并发急性左心衰竭、急性冠脉综合征、脑出血、脑血栓形成、腔隙性脑梗死、慢性肾衰竭等。

七、辅助检查

(一)测量血压

定期测量血压是早期诊断高血压和评估严重程度的主要方法,采用经验证合格的水银柱或电子血压计,测量安静休息坐位时上臂肱动脉处血压,必要时还应测量平卧位和站立位血压。但必须在未服用降压药物情况下的不同时间测量3次血压,才能确诊。对偶有血压超出正常值者,需定期重复测量后确诊。通常在医疗单位或家中随机测血压的方式不能准确地反映血压的波动和在休息、日常活动状态下的情况。近年来,24 小时动态血压监测已逐渐应用于临床及高血压的防治工作上。一般监测的时间为 24 小时,测压时间间隔为 15~30 分钟,可较为客观和敏感地反映患者的实际血压水平,可了解血压的昼夜变化节律性和变异性,估计靶器官损害与预后,比随机测血压更为准确。动态血压监测的参考标准正常值为:24 小时低于 17.3/10.7 kPa(130/80 mmHg),白天低于18.0/11.3 kPa(135/85 mmHg),夜间低于 16.7/10.0 kPa(125/75 mmHg)。正常血压波动夜间 2~3 时处于血压最低,清晨迅速上升,上午 6~10 时和下午 4~

8时出现两个高峰,后缓慢下降。高血压患者的动态血压曲线也类似,但波动幅度较正常血压时大。

(二)体格检查

除常规检查外,还有身高、体重、双上肢血压、颈动脉及上下肢动脉搏动情况,颈、腹部血管有无杂音,腹主动脉搏动,肾增大,眼底等的情况。

(三)尿液检查

通过肉眼观察尿的颜色、透明度、有无血尿,测比重、pH、糖和蛋白含量,并做镜下检验。尿比重降低(<1.010)提示肾小管浓缩功能障碍。正常尿液 pH 为5~7,原发性醛固酮增多症尿呈酸性。

(四)血生化检查

空腹血糖、血钾、肌酐、尿素氮、尿酸、胆固醇、甘油三酯、低密度脂蛋白、高密度脂蛋白等。

(五)超声心动图检查

超声心动图检查能更为可靠地诊断左心室肥厚,测定计算所得的左心室重量指数,是一项反映左心室肥厚及其程度的较为准确的指标,与病理解剖的相关性和符合率好。超声心动图检查还可评价高血压患者的心功能,包括左心室射血分数、收缩功能、舒张功能。

(六)眼底检查

眼底检查可见血管迂曲,颜色苍白,反光增强,动脉变细,视网膜渗出、出血、视盘水肿等。眼底改变可反映高血压的严重程度,分为 4 级:Ⅰ级,动脉出现轻度硬化、狭窄、痉挛、变细;Ⅱ级,视网膜动脉中度硬化、狭窄,出现动脉交叉压迫,静脉阻塞;Ⅲ级,动脉中度以上狭窄伴局部收缩,视网膜有棉絮状渗出、出血和水肿;Ⅳ级,出血或渗出物伴视盘水肿。高血压眼底改变与病情的严重程度和预后密切相关。

(七)胸透或胸片、心电图

胸透或胸片、心电图对诊断高血压及评估预后都有帮助。

八、治疗

(一)目的

治疗目的是通过降压治疗使高血压患者的血压达标,以期最大限度地降低心脑血管疾病发病和死亡的总危险。

(二)降压目标值

一般高血压人群降压目标值＜18.7/12.0 kPa(140/90 mmHg)；高血压高危患者(糖尿病及肾病)降压目标值＜17.3/10.7 kPa(130/80 mmHg)；老年收缩期性高血压的降压目标值：收缩压 18.7～20.0 kPa(140～150 mmHg)，舒张压＜12.0 kPa(90 mmHg)但不低于 8.7～9.3 kPa(65～70 mmHg)，舒张压降得过低可能抵消收缩压下降得到的好处。

(三)非药物治疗

非药物治疗主要是改善生活方式，改善生活方式对降低血压和心脑血管危险的作用已得到广泛认可，所有患者都应采用，这些措施包括以下几点。

1.戒烟

吸烟所致的危害是使高血压并发症，如心肌梗死、脑卒中和猝死的危险性显著增加，加重脂质代谢紊乱，降低胰岛素敏感性，降低内皮细胞依赖性血管扩张效应，并降低或抵消降压治疗的疗效。戒烟对心脑血管的良好益处，任何年龄组均可显示。

2.减轻体重

超重 10％以上的高血压患者体重减少 5 kg，血压便有明显降低，体重减轻也可增加降压药物疗效，对改善糖尿病、胰岛素抵抗、高脂血症和左心室肥厚等均有益。

3.减少过多的乙醇摄入

戒酒和减少饮酒可使血压显著降低，适量饮酒仍有明显加压反应者应戒酒。

4.适当运动

适当运动有利于改善胰岛素抵抗和减轻体重，提高心血管调节能力，稳定血压水平。较好的运动方式是低或中等强度的运动，可根据年龄及身体状况选择；中老年高血压患者可选择步行、慢跑、上楼梯、骑车等，一般每周 3～5 次，每次 30～60 分钟；运动强度可采用心率监测法，运动时心率不应超过最大心率(180 或170 次/分)的 60％～85％。

5.减少钠盐的摄入量、补充钙和钾盐

膳食中大部分钠盐来自烹调用盐和各种腌制品，所以应减少烹调用盐及腌制品的食用，每人每天食盐量摄入应少于 2.4 g(相当于氯化钠 6 g)。通过食用含钾丰富的水果如香蕉、橘子和蔬菜，如油菜、香菇、大枣等，增加钾的摄入；喝牛奶补充钙的摄入。

6.多食含维生素丰富的食物

多吃水果和蔬菜,减少食物中饱和脂肪酸的含量和脂肪总量。

7.减轻精神压力,保持心理平衡

长期精神压力和情绪忧郁是降压治疗效果欠佳的重要原因,也可导致高血压。应对患者作耐心的劝导和心理疏导,鼓励其参加社交活动、户外活动等。

(四)降压药物治疗对象

高血压 2 级或以上患者[≥21.3/13.3 kPa(160/100 mmHg)];高血压合并糖尿病、心、脑、肾靶器官损害患者;血压持续升高 6 个月以上,改善生活方式后血压仍未获得有效控制者。从心血管疾病危险分层的角度,高危和极高危患者应立即开始使用降压药物强化治疗。中危和低危患者则先继续监测血压和其他危险因素,之后再根据血压状况决定是否开始药物治疗。

(五)降压药物治疗

1.降压药物分类

现有的降压药种类很多,目前常用降压药物可归纳为以下几大类(表 3-2):利尿剂、β 受体阻滞剂、钙通道阻滞剂、血管紧张素转换酶抑制剂和血管紧张素 Ⅱ 受体阻滞剂、α 受体阻滞剂。

表 3-2　常用降压药物名称、剂量及用法

药物种类	药名	剂量(mg)	用法(每天)
利尿剂	氢氯噻嗪	12.5～25	1～3 次
	呋塞米	20	1～2 次
	螺内酯	20	1～3 次
β 受体阻滞剂	美托洛尔	12.5～50	2 次
	阿替洛尔	12.5～25	1～2 次
钙通道阻滞剂	硝苯地平控释片	30	1 次
	地尔硫䓬缓释片	90～180	1 次
血管紧张素转换酶抑制剂	卡托普利	25～50	2～3 次
	依那普利	5～10	1～2 次
血管紧张素 Ⅱ 受体阻滞剂	缬沙坦	80～160	1 次
	伊贝沙坦	150	1 次
α 受体阻滞剂	哌唑嗪	0.5～3	2～3 次
	特拉唑嗪	1～8	1 次

2.联合用药

临床实际使用降压药时,由于患者心血管疾病危险因素状况、并发症、靶器官损害、降压疗效、药物费用及不良反应等,都可能影响降压药的具体选择。任何药物在长期治疗中均难以完全避免其不良反应,联合用药可使不同的药物互相取长补短,有可能减轻或抵消某些不良反应。联合用药可减少单一药物剂量,提高患者的耐受性和依从性。现在认为,2 级高血压[≥21.3/13.3 kPa(160/100 mmHg)]患者在开始时就可以采用两种降压药物联合治疗,有利于血压在相对较短的时间内达到目标值。比较合理的两种降压药联合治疗方案是:利尿剂与 β 受体阻滞剂;利尿剂与血管紧张素转化酶抑制剂(ACEI)或血管紧张素受体拮抗剂(ARB);二氢吡啶类钙通道阻滞剂与 β 受体阻滞剂;钙通道阻滞剂与 ACEI 或 ARB;α 受体阻滞剂与 β 受体阻滞剂。必要时也可用其他组合,包括中枢作用药如 α_2 受体激动剂、咪哒唑啉受体调节剂,以及 ACEI 与 ARB;国内研制了多种复方制剂,如复方降压片、降压0 号等,以当时常用的利血平、双肼屈嗪(血压达静)、氢氯噻嗪为主要成分,因其有一定降压效果,服药方便且价格低廉而广泛使用。

九、护理

(一)一般护理

1.休息

早期高血压患者可参加工作,但不要过度疲劳,坚持适当的锻炼,如骑自行车、跑步、练体操及打太极拳等;要有充足的睡眠,保持心情舒畅,避免精神紧张和情绪激动,消除恐惧、焦虑、悲观等不良情绪。晚期血压持续增高者,且伴有心、肾、脑病时应卧床休息。关心体贴患者,使其精神愉快,鼓励患者树立战胜疾病的信心。

2.饮食

饮食方面应给低盐、低脂肪、低热量的食物,以减轻体重。因为摄入总热量太大超过消耗量,多余的热量转化为脂肪,身体就会发胖,体重增加,提高血液循环的要求,必定提高血压。鼓励患者多食水果、蔬菜、戒烟,控制饮用酒、咖啡、浓茶等;少吃胆固醇含量多的食物。对服用排钾利尿剂的患者应注意补充含钾高的食物如蘑菇、香蕉、橘子等。肥胖者应限制热能摄入,控制体重在理想范围之内。

3.病房环境

病房环境应整洁、安静、舒适、安全。

(二)对症护理及病情观察护理

1.剧烈头痛

当出现剧烈头痛伴恶心、呕吐,常是血压突然升高、高血压脑病,应立即让患者卧床休息,并测量血压及脉搏、心率、心律,积极协助医师采取降压措施。

2.呼吸困难、发绀

呼吸困难、发绀是由高血压引起的左心衰竭所致,应立即给予舒适的半卧位,及时给予氧气吸入。按医嘱应用洋地黄治疗。

3.心悸

严密观察脉搏、心率、心律变化并做记录。安静休息,严禁下床,并安慰患者消除紧张情绪。

4.水肿

晚期高血压伴心肾衰竭时可出现水肿。护理中注意严格记录出入量,限制钠盐和水分摄入。严格卧床休息,注意皮肤护理,严防压疮发生。

5.昏迷、瘫痪

昏迷、瘫痪是由晚期高血压引起脑血管意外所引起;应注意安全护理,防止患者坠床、窒息、肢体烫伤等。

6.病情观察护理

对血压持续增高的患者,应每天测量血压2~3次,并做好记录,必要时测立、坐、卧位血压,掌握血压变化规律。如血压波动过大,要警惕脑出血的发生。如在血压急剧增高的同时,出现头痛、视物模糊、恶心、呕吐、抽搐等症状,应考虑高血压脑病的发生。如出现端坐呼吸、喘憋、发绀、咳粉红色泡沫痰等,应考虑急性左心衰竭的发生。出现上述各种表现时均应立即送医院进行紧急救治。另外,在变换体位时也应动作缓慢,以免发生意外。有些降压药可引起水、钠潴留,因此,需每天测体重,准确记录出入量,观察水肿情况,注意保持出入量的平衡。

(三)用药观察与护理

1.用药原则

终身用药,缓慢降压,从小剂量开始逐步增加剂量,即使血压降至理想水平后,也应服用维持量,老年患者服药期间改变体位要缓慢,以免发生意外,合理联合用药。

2.药物不良反应观察

使用噻嗪类和襻利尿剂时应注意血钾、血钠的变化;用β受体阻滞剂时应注意其抑制心肌收缩力、心动过缓、房室传导时间延长、支气管痉挛、低血糖、血脂升高的不良反应;钙通道阻滞剂硝苯地平的不良反应有头痛、面红、下肢水肿、心动过速;血管紧张素转换酶抑制剂可有头晕、乏力、咳嗽、肾功能损害等不良反应。

(四)心理护理

患者多表现有易激动、焦虑及抑郁等心理特点,而精神紧张、情绪激动、不良刺激等因素均与高血压密切相关,因此,对待患者应耐心、亲切、和蔼、周到。根据患者特点,有针对性地进行心理疏导。同时,让患者了解控制血压的重要性,帮助患者训练自我控制的能力,参与自身治疗护理方案的制订和实施,指导患者坚持长期的饮食、药物、运动治疗,将血压控制在接近正常的水平,以减少对靶器官的进一步损害,定期复查。

十、出院指导

(一)饮食调节指导

强调高血压患者要以低盐、低脂肪、低热量、低胆固醇饮食为宜;少吃或不吃含饱和脂肪的动物脂肪,多食含维生素的食物,多摄入富含钾、钙的食物,食盐量应控制在 $3\sim5$ g/d,严重高血压病患者的食盐量控制在 $1\sim2$ g/d。饮食要定量、均衡、不暴饮暴食,同时适当地减轻体重,有利于降压。

(二)休息和锻炼指导

高血压患者的休息和活动应根据患者的体质、病情适当调节,病重体弱者,应以休息为主。随着病情好转,血压稳定,每天适当从事一些工作、学习、劳动将有益身心健康;还可以增加一些适宜的体能锻炼,如散步、慢跑、打太极拳、练体操等有氧活动。患者应在运动前了解自己的身体状况,以此来决定自己的运动种类、强度、频度和持续时间。注意规律生活,保证充足的休息和睡眠,对于睡眠差、易醒、早醒者,可在睡前饮热牛奶 200 mL,或用 $40\sim50$ ℃温水泡足 30 分钟,或选择自己喜爱的放松精神情绪的音乐协助入睡。总之,要注意劳逸结合,养成良好的生活习惯。

(三)心理健康指导

高血压病的发病机制是除躯体因素外,心理因素占主导地位,强烈的焦虑、紧张、愤怒及压抑常为高血压病的诱发因素,因此教会患者自我调节和自我控制能力是关键。护士要鼓励患者保持豁达、开朗愉快的心境和稳定的情绪,培养广泛的爱好和兴趣。同时指导家属为患者创造良好的生活氛围,避免引起患者情绪紧张、激动和悲哀等不良刺激。

(四)血压监测指导

建议患者自行购买血压计,随时监测血压。指导患者和家属正确测量血压的方法,监测血压、做好记录,复诊时对医师加减药物剂量会有很好的参考依据。

(五)用药指导

由于高血压是一种慢性疾病,需要长期的、终身的服药治疗,而这种治疗要患者自己或家属配合进行,所以患者及其家属要了解服用的药物种类及用药剂量、用药方法、药物的不良反应、服用药物的最佳时间,以便发挥药物的最佳效果和减少不良反应。患者出现不良反应时,要及时报告主诊医师,以便调整药物及采取必要的处理措施。切不可血压降下来就停药,血压上升又服药,血压反复波动,对健康极为不利。由于这类患者大多是年纪较大,容易遗忘服药,可建议患者在家中醒目之处做标记,以起到提示作用。对血压显著增高多年的患者,血压不宜下降过快,因为患者往往不能适应,并可导致心、脑、肾血液的供应不足而引起脑血管意外,如使用可引起明显直立性低血压药物时,应向患者说明平卧起立或坐位起立时,动作要缓慢,以免血压突然下降,出现晕厥而发生意外。

(六)按时就医

服完药出现血压升高或过低;血压波动大;出现眼花、头晕、恶心呕吐、视物不清、偏瘫、失语、意识障碍、呼吸困难、肢体乏力等情况时立即到医院就医。如病情危重,可求助"120"急救中心。

第二节　继发性高血压

继发性高血压是指继发于其他疾病或原因的高血压,也称为症状性高血压,只占人群高血压的5%～10%。血压升高仅是这些疾病的一个临床表现。继发性高血压的临床表现、并发症和后果与原发性高血压相似。继发性高血压的原发病可以治愈,而原发病治愈之后高血压症状也随之消失,而延误诊治又可产生各种严重并发症,故需及时早期诊断,早期治疗继发性高血压是非常重要的。继发性高血压的主要病因有以下几点。

(1)肾脏病变:如急慢性肾小球肾炎、慢性肾盂肾炎、肾动脉狭窄、糖尿病性肾炎、先天遗传性肾病、红斑狼疮、多囊肾及肾积水等。

(2)大血管病变:如肾动脉粥样硬化、肾动脉痉挛、肾动脉先天性异常、动脉瘤等大血管畸形(先天性主动脉缩窄)、多发性大动脉炎等。

(3)妊娠高血压综合征疾病:多发生于妊娠晚期,严重时要终止妊娠。

(4)内分泌性病变:如嗜铬细胞瘤、原发性醛固酮增多症、皮质醇增多症等。

(5)脑部疾病:如脑瘤、脑部创伤、颅内压升高等。

(6)药源性因素:如长期口服避孕药、器官移植长期应用激素等。

下面叙述常见的继发性高血压。

一、肾实质性高血压

(一)病理生理

发生高血压主要与肾脏病变导致钠、水排泄障碍、产生高血容量状态及肾脏病变可能促使肾性升压物质分泌增加有关。

(二)临床表现

1.急性肾小球肾炎

急性肾小球肾炎多见于青少年,有急性起病及链球菌感染史,有发热、血尿、水肿史。

2.慢性肾小球肾炎

慢性肾小球肾炎与原发性高血压伴肾功能损害者区别不明显,但有反复水肿史、贫血、血浆蛋白低、蛋白尿出现早而血压升高相对轻,眼底病变不明显。

3.糖尿病肾病

无论是胰岛素依赖性型糖尿病或是非胰岛素依赖性型,均可发生肾损害而有高血压和肾小球硬化,肾小球毛细血管增厚为主要的病理改变。早期肾功能正常,仅有微量清蛋白尿,血压也可能正常,伴随病情发展,出现明显蛋白尿及肾功能不全而诱发血压升高。

4.慢性肾盂肾炎

患者既往有急性尿感染病史,出现尿急、尿痛、尿频症状,尿常规可见白细胞,尿细菌培养阳性,一般肾盂肾炎不引起血压升高,当肾功能损害程度重时,可以出现高血压症状,肾衰竭。

(三)治疗

同原发性高血压及相关疾病治疗。

二、肾动脉狭窄性高血压

(一)病理生理

发生高血压主要是肾动脉主干及分支狭窄,造成肾实质缺血,以及肾素-血管紧张素-醛固酮系统、激肽释放酶-激肽-前列腺素系统的升压、降压作用失衡,即可出现高血压症状。在我国由于肾动脉狭窄引起的高血压病患者中,大动脉炎占 70%,纤维肌性发育不良占 20%、动脉粥样硬化仅占 5%,可为单侧或双侧性。

(二)临床表现

患者多为中青年女性,多无高血压家族史;高血压的病程短,进展快,多呈恶性高血压表现;一般降压治疗反应差,本病多有舒张压中、重度升高,腹部及腰部可闻及血管性杂音,眼底呈缺血性改变。大剂量断层静脉肾盂造影和放射性核素肾图有助于诊断,肾动脉造影可明确诊断。

(三)治疗

治疗手段包括手术、经皮肾动脉成形术和药物治疗。手术治疗包括血流重建、肾移植术、肾切除术。经皮穿刺肾动脉成形术是治疗肾动脉狭窄的主要方法,其成功率达 80%～90%;优点为创伤小,疗效好,为首选治疗方法。使用降压药物时,选药原则同原发性高血压,但对一般降压药物反应不佳。ACEI 有降压效果,但可能使肾小球滤过率进一步降低,使肾功能不全恶化。钙通道阻滞剂有降压作用,并不明显影响肾功能。

三、嗜铬细胞瘤

(一)病理生理

嗜铬细胞瘤是肾上腺髓质或交感神经节等内皮组织嗜铬细胞的肿瘤的通称。最早发现的肿瘤在肾上腺,后来在交感神经元组织中也发现了具有相同生物特性的肿瘤。肾上腺部位的嗜铬细胞瘤产生肾上腺素和去甲肾上腺素,二者通过兴奋细胞膜的肾上腺素能 α 和 β 受体而发生效能,从而引起血压升高及其他心血管和代谢改变。

(二)临床表现

血压波动明显,阵发性血压升高伴心动过速、头痛、出汗、面色苍白等症状,严重时可有心律失常、心绞痛、急性心力衰竭、脑卒中等。发作时间一般为数分钟至数小时,多为诱发因素引起,如体位改变、情绪波动、触摸肿瘤部位等。对一般降压药物无效,或高血压伴血糖升高,代谢亢进等表现者应疑及本病。在血压升高期测定血与尿中儿茶酚胺及其代谢产物香草基杏仁酸(VMA)测定有助于诊断,酚苄明试验(10 mg,每天 3 次),3 天内血压降至正常,对诊断有价值。B超、CT、MRT 检查可发现并确定肿瘤的部位及形态,大多数嗜铬细胞瘤为良性,可做手术切除,效果好,约 10% 嗜铬细胞瘤为恶性,肿瘤切除后可有多处转移灶。

(三)治疗

手术治疗为首选的治疗方法。只有临床上确诊为恶性嗜铬细胞瘤已转移,或患者不能耐受手术时,才行内科治疗。

四、原发性醛固酮增多症

(一)病理生理

肾上腺皮质增生或肿瘤分泌过多醛固酮所致。过量分泌的醛固酮通过其水、钠潴留效应导致高血压。水、钠潴留使细胞外液容量明显增加,故心排血量增多引起血压升高。最初,高血压是容量依赖性的,血压升高与钾丢失同时存在。随着病程延长,长期细胞内钠浓度升高和细胞内低钾直接导致血管平滑肌收缩,使外周血管阻力升高,逐渐出现阻力性高血压。

(二)临床表现

临床上以长期高血压伴顽固的低钾血症为特征,可有肌无力、周期性瘫痪、烦渴、多尿、室性期前收缩及其他室性心律失常,心电图可有明显 U 波、Q-T 间期延长等表现。血压多为轻、中度增高。实验室检查有低钾血症、高钠血症、代谢性碱中毒,血浆肾素活性降低,尿醛固酮排泄增多等。螺内酯试验阳性,具有诊断价值。

(三)治疗

大多数原发性醛固酮增多症是由单一肾上腺皮质腺瘤所致,手术切除是最好的治疗方法,术前应控制血压,纠正低钾;尤其适用于肾上腺皮质增生引起的特发性醛固酮增多症,可做肾上腺大部切除术,但效果差,一般需用药物治疗,常用药物有螺内酯、钙通道阻滞剂、糖皮质激素等。

五、皮质醇增多症

(一)病理生理

肾上腺皮质肿瘤或增生分泌糖皮质激素过多所致,又称为库欣综合征,为促肾上腺皮质激素过多或肾上腺病变所致。此外,长期大量应用糖皮质激素治疗某种病可引起医源性类库欣综合征;患者本身垂体肾上腺皮质受到抑制、功能减退,一旦停药或遭受应激,可发生肾上腺功能低下。

(二)临床表现

除高血压外,尚有向心性肥胖,满月脸,多毛,皮肤细薄而有紫纹,血糖增高等特征性表现。实验室检查 24 小时尿中 17-羟皮质类固醇或 17-酮皮质类固醇增多、地塞米松抑制试验及促肾上腺皮质激素兴奋试验阳性,有助于诊断。颅内蝶鞍 X 线检查,肾上腺 CT 放射性碘化胆固醇肾上腺扫描可用于病变定位诊断。

(三)治疗

皮质醇增多症病因复杂,治疗方法也各不相同。已知的病因有垂体性库欣病、肾上腺瘤、肾上腺癌、不依赖于肾上腺皮质激素双侧肾上腺增生、异位肾上腺皮质激素综合征等。治疗方法涉及手术治疗、放射治疗及药物治疗。

六、主动脉缩窄

(一)病理生理

多数为先天性血管畸形,少数为多发性大动脉炎所引起高血压。

(二)临床表现

上肢血压升高,而下肢血压不高或降低,呈上肢血压高于下肢的反常现象,腹主动脉、股动脉及其他下肢动脉搏动减弱或不能触及,右肩胛间区、腋部可有侧支循环动脉的搏动和杂音或腹部听诊有血管杂音。胸部 X 线片可显示左心室扩大迹象,主动脉造影可明确诊断。

(三)治疗

对缓解期慢性期患者考虑外科手术治疗,急性期的可应用甲氨蝶呤和糖皮质激素,要密切监测血压。另外,抗血栓应用阿司匹林对症治疗,应用扩血管及降压药。

七、妊娠高血压疾病

妊娠高血压疾病(旧称妊高征),平均发病率为 9.2%,是造成母婴围生期发病和死亡的重要原因之一。

(一)病理生理

妊娠高血压疾病基本病变为全身小动脉痉挛,导致全身脏器血流不畅,微循环供血不足,组织缺血缺氧,血管痉挛和血压升高导致血管内皮功能紊乱和损害,前列腺素合成减少,血栓素产生增多;结果血小板和纤维蛋白原等物质通过损伤处沉积在血管内皮下,进一步使管腔狭窄,加重组织缺血、缺氧,又刺激血管收缩,使周围循环阻力增大,血压进一步升高。

(二)临床表现

妊娠高血压疾病常于妊娠 20 周后开始发病,以血压升高、蛋白尿及水肿为特征,表现为体重增加过多,每周增加>0.5 kg,经休息水肿不消退,后出现高血压。病情继续发展出现先兆子痫、子痫。重度妊娠高血压疾病血管病变明显,可导致重要脏器损害,出现严重并发症。妊娠高血压疾病时血细胞比容<35%,血小板计数<100×10⁹/L,呈进行性下降,白/球比例倒置;重度妊娠高血压疾病可出现溶血。妊娠高血压疾病主要应与慢性高血压或肾脏病合并妊娠相鉴别。

(三)治疗

1.一般治疗

注意休息,轻症患者无须住院,中、重度患者应入院治疗。保证足够睡眠及思想放松,休息、睡眠时取左侧卧位,少食盐及刺激性食物,戒酒。保证能量供应及足够蛋白质。对于中、重度患者每4小时测1次血压,密切注意血压变化。

2.药物治疗

轻度患者适当服用镇静药物,如地西泮、苯巴比妥等,以保证休息,一般不用降压药物和解痉药。中度患者,硫酸镁是首选解痉药,硫酸镁血浓度治疗量为2~3 mmol/L,>3.5 mmol/L 时膝腱反射消失,>7.5 mmol/L 时可出现心跳呼吸停止。由于硫酸镁的中毒量和治疗量很接近,因此使用时应严防中毒。妊娠高血压疾病患者的血压>22.0 kPa(165 mmHg)时,可能引起孕产妇脑血管意外、视网膜剥脱、胎盘灌流减少和胎盘早剥等,因此降压治疗是重要措施之一,应避免血压下降过快、过低而影响胎盘灌流导致胎儿缺血缺氧。对重度妊娠高血压疾病的心力衰竭伴水肿者,可疑早期急性肾衰竭、子痫和脑水肿者,可应用快速利尿剂和 20%甘露醇脱水降颅压。

3.扩容治疗

重度妊娠高血压疾病时因小动脉痉挛导致血容量相对不足,因此扩容应在解痉治疗的基础上进行。

八、护理措施及出院指导

参阅原发性高血压有关护理部分。

第三节　急性心力衰竭

急性心力衰竭是指因急性心脏病变引起心排血量急剧降低而导致的组织器官灌注不足和急性淤血综合征。临床上以急性左心衰竭较为常见,主要表现为肺水肿或心源性休克,是严重的急危重症,抢救是否及时和合理与患者预后密切相关。急性右心衰竭即急性肺源性心脏病,主要由大面积肺梗死所致。

一、病因与发病机制

心排血量急剧降低和肺静脉压突然升高的心脏结构或功能性突发异常,均可导致急性左心衰竭。

(一)急性弥漫性心肌损害

急性弥漫性心肌损害引起心肌收缩力急剧下降,如急性广泛心肌梗死、急性重症心肌炎等。

(二)急性机械性阻塞

急性机械性阻塞引起心脏压力负荷突然加重,排血受阻,如严重的心瓣膜狭窄、心室流出道梗阻、心房内血栓或黏液瘤嵌顿、动脉主干或大分支栓塞等。

(三)急性心脏容量负荷加重

如外伤、急性心肌梗死或感染性心内膜炎等引起的心瓣膜损害穿孔、腱索断裂致瓣膜急性反流、心室乳头肌功能不全、间隔穿孔、主动脉窦动脉瘤破裂入心腔,以及静脉输血或输液过多或过快等。

(四)急性心室舒张受限

如急性大量心包积液或积血、快速异位心律等。

(五)严重的心律失常

严重的心律失常使心脏暂停排血或排血量显著减少,如心室颤动和其他严重的室性心律失常、心室暂停、显著的心动过缓等。

上述原因导致心排血量急剧减少,左心室舒张末期压迅速升高,肺静脉回流不畅,肺静脉压快速升高,肺毛细血管压随之升高,使血管内液体渗入到肺间质和肺泡内,形成急性肺水肿。肺水肿早期,可因交感神经激活使血压升高,但随着病情的持续进展,血管反应性减弱,血压将逐步下降。

二、临床表现

根据心排血功能减退的程度、速度、持续时间及代偿程度的不同,急性心力衰竭可表现为晕厥、休克、急性肺水肿和心搏骤停。主要为急性肺水肿,表现为突发严重的呼吸困难,呼吸频率常达 30～40 次／分,患者强迫坐位、面色灰白、发绀、大汗、烦躁,同时频繁咳嗽,咳粉红色泡沫状痰;极重者可因脑缺氧而致神志模糊,发病开始可有一过性血压升高,病情如不缓解,血压则持续下降直至休克;两肺满布湿性啰音和哮鸣音,心率快,心尖部第一心音减弱,可同时伴有舒张早期第三心音奔马律,肺动脉瓣第二心音亢进。

三、治疗

急性左心衰竭病情危急,其高度呼吸困难和缺氧是致命性威胁,必须尽快使之缓解。

(一)体位

患者取坐位或半卧位,两腿下垂,以减少静脉回流,降低心脏前负荷。

(二)吸氧

立即高流量鼻导管给氧,对病情特别严重者应采用面罩呼吸机持续加压给氧,以增加肺泡内压,加强气体交换并对抗组织液向肺泡内渗透。在吸氧的同时使用抗泡沫剂,可使肺泡内泡沫消失,增加气体交换面积。一般可用 20％～30％乙醇置于氧气滤瓶中随氧气吸入,若患者不能耐受,可降低乙醇浓度或间断给予。

(三)镇静

吗啡 3～5 mg 稀释后缓慢静脉注射,必要时每隔 15 分钟重复一次,共 2～3 次。吗啡既可迅速扩张体静脉,减少回心血量,降低左心房压力和心脏前负荷,又可减少躁动和呼吸困难,降低周围小血管阻力,减轻心脏后负荷,增加心排血量。但对老年患者,尤其伴有阻塞性肺病、低血压或休克等患者,吗啡易致呼吸抑制,应慎用或禁用,需要时可酌减剂量或改为肌内注射或改用哌替啶。

(四)快速利尿

呋塞米 20～40 mg 于 2 分钟内静脉注射,10 分钟内可起效,15～30 分钟尿量开始增多,60 分钟药效达高峰,作用持续 3～4 小时,4 小时后可重复一次。除利尿作用外,本药还有静脉扩张作用,有利于肺水肿的缓解。

(五)血管扩张剂

1.硝普钠

动、静脉血管扩张剂,尤其用于高血压性心脏病引起的肺水肿,静脉用药后 2~5 分钟起效。一般初始剂量为 0.5 $\mu g/min$,静脉滴注,然后根据血压调整用量,一般每 5 分钟增加 5~10 $\mu g/min$,直至症状缓解或使收缩压维持在 13.3 kPa(100 mmHg)左右。注意在调整用药剂量的最初阶段,要密切观察患者的血压变化,以免血压发生极端变化。对原有高血压者,血压降低幅度(绝对值)以不超过 4.0 kPa(30 mmHg)为度。硝普钠含有氰化物,长期连续用药可致氰化物中毒,一般要求连续用药不宜超过 7 天。

2.硝酸甘油

硝酸甘油可扩张小静脉,降低回心血量,使左心室舒张期末压及肺血管压降低,大剂量还可扩张小动脉而具有降压作用;可先试用舌下含服,也可直接以 10 $\mu g/min$ 开始静脉滴注,然后每 5~10 分钟增加 5~10 $\mu g/min$,直至症状缓解或血压达到上述水平。

(六)其他辅助治疗

1.氨茶碱

氨茶碱可解除支气管痉挛,并有一定的正性肌力、扩血管和利尿作用,对缓解症状起辅助作用。

2.洋地黄制剂

洋地黄制剂最适合用于室上性快速性心律失常引起的肺水肿。毛花苷 C 首剂 0.4~0.8 mg,稀释后静脉注射,2 小时后可酌情再给予 0.2~0.4 mg;地高辛 0.5~0.75 mg,稀释后静脉注射。注意洋地黄制剂对二尖瓣狭窄所致肺水肿无效,但对伴有心房颤动并快速心室率者,洋地黄制剂可减慢心室率,有利于肺水肿的缓解。

3.α_1 受体阻滞剂

α_1 受体阻滞剂以扩张小动脉为主。酚妥拉明以 0.1~1 mg/min 开始静脉滴注,根据血压每 5~10 分钟调整一次剂量,最大剂量可增至 1.5~2 mg/min,注意监测血压。本药可引起心动过速,目前已较少应用。乌拉地尔 25 mg 静脉注射,如血压无明显降低,可重复用药,然后以 0.4~2 mg/min 的速度静脉滴注,并根据血压调整滴速。

4.低血压患者

伴有低血压者,宜先用多巴酚丁胺,2.88~14.4 mg/(kg·d)保持收缩压在13.3 kPa(100 mmHg)以上,再用扩血管药物。

5.静脉穿刺

放血 300~500 mL,尤用于血容量负荷过重所致的肺水肿。

6.重症患者

重症患者应采用漂浮导管行床边血流动力学监测,以参考动脉血压及肺毛细血管压的变化调整用药。

7.其他

急性症状缓解后,应着手解除诱因和治疗基本病因。

四、护理

(1)立即协助患者取坐位,双腿下垂,减少回心血量而减轻肺水肿。

(2)高流量氧气吸入 6~8 L/min,并通过 20%~30% 的乙醇湿化,使肺泡内泡沫的表面张力降低而破裂,改善肺泡通气。吸氧时间不宜过长,以免引起酒精中毒。

(3)严密观察病情变化,注意观察患者的生命体征,判断呼吸困难的程度,观察咳痰的情况、痰的性质和量、肺内啰音的变化,定时给患者叩背,协助患者咳嗽、排痰、保持呼吸道通畅。

(4)迅速建立静脉通道,遵医嘱正确使用药物,观察药物不良反应。使用利尿剂应严格记录尿量;使用血管扩张剂要注意输液速度和血压变化,防止低血压发生。硝普钠要现用现配,避光静脉滴注,防止低血压;洋地黄制剂静脉使用时要注意稀释,速度缓慢、均匀,并注意心率变化。

(5)注意监测尿量、血气分析结果、心电图的变化,对于安置气囊漂浮导管的患者应监测各项指标的变化。

(6)急性心功能不全患者常因严重呼吸困难而烦躁不安,当发生焦虑或恐惧时,应多陪伴患者,向其解释检查和治疗的目的,告诉患者医护人员正在积极采取措施,不适症状会逐渐控制。严重躁动的患者可遵医嘱给予吗啡镇静。

第四节　慢性心力衰竭

慢性心力衰竭也称慢性充血性心力衰竭,是大多数心血管疾病的最终归宿,也是最主要的死亡原因。在西方国家心力衰竭的基础心脏病构成以高血压、冠心病为主,我国过去以心瓣膜病为主,但近年来高血压、冠心病所占比例呈明显上升趋势。

一、病因

(一)基本病因

几乎所有的心脏或大血管疾病最终均可引起心力衰竭。心力衰竭反映心脏的泵血功能发生障碍,即心肌的舒缩功能不全。引起心力衰竭的最常见病因是心肌本身的病变,也可以是心脏负荷过重,或是心脏舒张受限,或上述因素并存。

1.原发性心肌损害

(1)缺血性心肌损害:心肌缺血和心肌梗死是引起心力衰竭最常见原因之一。

(2)心肌炎和心肌病:心肌炎症、变性或坏死(如风湿性或病毒性心肌炎、白喉性心肌坏死等),以及各种类型的心肌病和结缔组织疾病等,均可引起节段性或弥漫性心肌损害,导致心肌舒缩功能障碍,其中以病毒性心肌炎和原发性扩张型心肌病最为常见。

(3)心肌代谢障碍性疾病:可见于原发心肌病变,如冠心病、肺心病等所致的心肌能量代谢障碍,也可见于继发性代谢障碍,如糖尿病心肌病、高原病、休克、严重贫血,以及少见的维生素 B_1 缺乏和心肌淀粉样变性等。

2.心脏负荷过重

(1)压力负荷过重:压力负荷即后负荷,是指心脏在收缩时所承受的阻抗负荷。引起左、右心室压力负荷过重的常见疾病包括高血压、主动脉流出道受阻(如主动脉瓣狭窄、主动脉狭窄、梗阻性肥厚型心肌病)及肺动脉血流受阻(如肺动脉高压、肺动脉瓣狭窄、肺动脉狭窄、阻塞性肺病、肺栓塞)等。

为了克服增高的射血阻力,保证射血量,心室肌早期会发生代偿性肥厚;而持久的负荷过重,会导致心肌发生结构和功能改变,心脏功能代偿失调,最终导致心力衰竭。

（2）容量负荷过重:容量负荷即前负荷,是指心脏在舒张期所承受的容量负荷。容量负荷过重见于以下情况:①心脏瓣膜关闭不全,引起血液反流,加重受血心腔负担,如主动脉瓣、二尖瓣、肺动脉瓣或三尖瓣的关闭不全。②先天性分流性心血管病,包括左向右或右向左分流,如房间隔缺损、室间隔缺损、动脉导管未闭和动-静脉瘘等,可加重供血心腔负担。③伴有全身血容量增多或循环血量增多的疾病,如慢性或严重贫血、甲状腺功能亢进症、脚气性心脏病等。

在容量负荷增加早期,心室腔代偿性扩大,心肌收缩功能尚能维持正常,但超过一定限度后,心肌结构和功能将发生改变,即出现心功能失代偿,最终导致心力衰竭。

3.心脏舒张受限

心脏舒张受限见于二尖瓣狭窄、心包缩窄、心脏压塞和原发性限制型心肌病等,可引起心室充盈受限,回心血量下降,导致肺循环或体循环充血。

(二)诱因

心力衰竭往往由一些增加心脏负荷的因素所诱发。常见诱发因素有以下几点。

1.感染

呼吸道感染最常见,其他感染如风湿活动、感染性心内膜炎、泌尿系统感染和各种变态反应性炎症等,也可诱发心力衰竭。感染可直接造成心肌损害,也可因其所致发热、代谢亢进和窦性心动过速等增加心脏负荷。

2.心律失常

各种类型的快速性心律失常可导致心排血量下降,增加心肌耗氧量,诱发或加重心肌缺血,其中心房颤动是器质性心脏病最常见的心律失常之一,也是心力衰竭最重要的诱发因素。严重的缓慢性心律失常可直接降低心排血量,诱发心力衰竭。

3.血容量增加

如饮食过度,摄入钠盐过多,输入液体过快,短期内输入液体过多等,均可诱发心力衰竭。

4.过度体力活动或情绪激动

体力活动、情绪激动和气候变化等,可增加心脏负荷,诱发心力衰竭。

5.贫血或出血

慢性贫血可致心排血量和心脏负荷增加,同时血红蛋白摄氧量减少,使心肌缺血缺氧甚至坏死,可导致贫血性心脏病。大量出血使血容量减少,回心血量和心排血量降低,并使心肌供血量减少和反射性心率加快,心肌耗氧量增加,导致心肌缺血缺氧,诱发心力衰竭。

6.其他因素

(1)妊娠和分娩。

(2)肺栓塞。

(3)治疗方法不当,如洋地黄过量或不足,不恰当停用降血压药等。

(4)原有心脏病变加重或并发其他疾病,如心肌缺血进展为心肌梗死、风湿性心瓣膜病风湿活动合并甲状腺功能亢进症等。

二、病理解剖和病理生理

慢性心力衰竭的病理解剖改变包括以下几种。①心脏改变:如心肌肥厚和心腔扩大等。②器官充血性改变:包括肺循环和体循环充血。③血栓形成:包括心房和心室附壁血栓、动脉或静脉血栓形成及器官梗死。心腔内附壁血栓是心力衰竭较特异的病理改变,常见于左、右心耳和左心室心尖部;左侧心腔附壁血栓脱落,可引起体循环动脉的栓塞,栓塞部位多见于腹主动脉分支和主动脉分叉处,可导致脑、肾、四肢、脾和肠系膜等梗死。静脉血栓形成大都由长期卧床、血流迟缓引起,多见于下肢静脉,可导致肺栓塞和肺梗死。

心力衰竭时的病理和生理改变十分复杂,当心肌舒缩功能发生障碍时,最根本的问题是出现心排血量下降和血流动力学障碍。此时机体可通过多种代偿机制使心功能在一定时期内维持相对正常,但这些代偿机制的作用有限,且过度代偿均有其负性效应,各种代偿机制相互作用,还会衍生出更多反应,因此,最终会发生心功能失代偿,出现心力衰竭。

(一)代偿机制

1.Frank-Starling机制

正常情况下,每搏输出量或心排血量与其前负荷(即回心血量)的大小成正比,即增加心脏的前负荷,可使回心血量增多,心室舒张末期容积增加,从而在一定程度上增加心排血量,提高心脏做功,维持心脏功能。前负荷的增加,同时意味着心室扩张和舒张末期压升高,于是心房压和静脉压也升高,当后者高达一定程度时,就会出现肺静脉或腔静脉系统的充血。因此,前负荷不足或增加过度,均可导致每搏输出量的减少。对左心室而言,使其每搏输出量达峰值的舒张末期压为 $2.0 \sim 2.4$ kPa(15～18 mmHg)。

2.心肌肥厚

心肌肥厚常常是心脏后负荷增高时的主要代偿机制。心肌肥厚可增强心肌收缩力,克服后负荷阻力,使心排血量在相当长的时间内维持正常,患者可无心功能不全的症状;但肥厚的心肌顺应性差,舒张功能降低,心室舒张末期压升高,客观上已存在心功能障碍。心肌肥厚时,心肌细胞数并不增多,而是以心肌纤维增多为主,细胞核及作为供能物质的线粒体也增大、增多,但增大程度和速度均落后于心肌纤维的增多,故整体上表现为心肌能源的不足,最终会导致心肌细胞死亡。

3.神经体液的改变

当心排血量不足、心腔压力升高时,机体全面启动神经体液调节机制进行代偿。

(1)交感-肾上腺素能系统(SAS)活性增强:心力衰竭时每搏输出量和血压降低,通过动脉压力感受器反射性激活 SAS,使肾上腺儿茶酚胺分泌增多,产生一系列改变。①去甲肾上腺素作用于心肌细胞 β_1 肾上腺素能受体,增强心肌收缩力并提高心率,在一定程度上增加心排血量。②交感神经兴奋可使外周血管收缩,增加回心血量和提高动脉压,以保证重要脏器的血液供应。然而,交感神经张力的持续和过度增高,其一增加心脏后负荷,加快心率,增加心肌耗氧量;其二引起心脏 β 受体下调,使其介导的腺苷酸环化酶活性降低,并激活肾素-血管紧张素-醛固酮系统;其三去甲肾上腺素对心肌细胞有直接的毒性作用,可促使心肌细胞凋亡,参与心脏重构。③交感神经活性升高,使肾灌注压下降,刺激肾素释放,激活肾素-血管紧张素系统(RAS)。④兴奋心脏 α_1 和 β 受体,促进心肌细胞生长。

(2)肾素-血管紧张素-醛固酮系统(RAAS)活性增强:心排血量降低,肾血流量随之减少,RAAS因此被激活。RAAS激活后,一方面可使心肌收缩力增强,周围血管收缩,以维持血压,调节血液再分配,保证心、脑等重要脏器的血液供应;另一方面,醛固酮分泌增加,发生使水、钠潴留,增加总血容量和心脏前负荷,维持心排血量,改善心功能,但血容量的过度增加会加重心力衰竭。

(二)心肌损害和心室重构

原发性心肌损害和心脏负荷过重使心脏功能受损,导致上述心室扩大或心室肥厚等各种组织结构性变化,这一病理过程称为心室重构。心室重构包括心肌细胞、细胞外基质、胶原纤维网等一系列改变,临床表现为心肌重量和心室容量的增加,以及心室形态的改变(横径增加呈球形)。大量研究表明,心力衰竭发生和发展的基本机制是心室重构。由于基础心脏病的性质和进展速度不同,各种代偿机制复杂多样,心室扩大及肥厚的程度与心功能状态并不平行,如有些患者心脏扩大或肥厚已十分明显,但临床上可无心力衰竭表现。如果基础心脏病病因不能解除,即使没有新的心肌损害,但随着时间的推移,心室重构自身过程仍可不断发展,最终必然会出现心力衰竭。在心力衰竭发生过程中,除各种代偿机制的负面影响外,心肌细胞的能量供应相对或绝对不足,以及能量利用障碍导致心肌细胞坏死和纤维化,也是一个重要的因素。心肌细胞的减少使心肌整体收缩力下降,纤维化的增加又使心室的顺应性下降,重构更趋明显,心力衰竭更加严重。

(三)舒张功能不全

心脏舒张功能不全可分为两种,一种是主动舒张功能障碍,多因心肌细胞能量供应不足,Ca^{2+}不能及时被肌浆网摄回和泵出胞外所致,如冠心病有明显心肌缺血时,在出现收缩功能障碍前即可出现舒张功能障碍;另一种是由心室肌的顺应性减退及充盈障碍所致,主要见于心室肥厚如高血压和肥厚性心肌病时,这一类病变可显著影响心室的充盈,当左心室舒张末期压过高时,肺循环出现高压和淤血,即舒张性心功能不全,此时心肌的收缩功能尚可保持较好,心排血量也可无明显降低,这种情况多见高血压和冠心病。但需要指出的是,当容量负荷增加、心室扩大时,心室的顺应性是增加的,此时即使有心室肥厚也不致出现此类舒张性心功能不全。

三、临床表现

临床上左心衰竭最为常见,单纯右心衰竭较少见。全心衰竭可由左心衰竭后继发右心衰竭而致,但更多见于严重广泛心肌病变而同时波及左心和右心者。

(一)左心衰竭

左心衰竭以肺循环淤血及心排血量降低为主要表现。

1.症状

(1)呼吸困难:是左心衰竭最主要的症状。①劳力性呼吸困难是左心衰竭最早出现的症状,是指劳力导致的呼吸困难。因为运动可使回心血量增加,左心房压力升高,从而加重肺淤血。引起呼吸困难的运动量随心力衰竭程度的加重而降低。②端坐呼吸:当肺淤血达到一定程度时,患者便不能平卧,而被迫坐位或半卧位呼吸。因平卧时回心血量增多且膈肌上抬,使呼吸更为困难,患者必须呈高枕卧位、半卧位甚至端坐位,方可使憋气减轻。③夜间阵发性呼吸困难又称

"心源性哮喘",是左心衰竭早期的典型表现,患者表现为在入睡后突然因憋气、窒息或恐惧感而惊醒,并被迫迅速采取坐位,以期缓解喘憋症状。发作时可伴有呼吸深快,重者可有肺部哮鸣音。发生机制主要是平卧使血液重新分配,肺血量增加。夜间迷走神经张力增加、小支气管收缩、膈肌上抬和肺活量减少等也是促发因素。④急性肺水肿是"心源性哮喘"的进一步发展,是左心衰竭所致呼吸困难最严重的表现形式。

(2)咳嗽、咳痰、咯血:咳嗽、咳痰是肺泡和支气管黏膜淤血所致,开始常发生于夜间,以白色浆液性泡沫状痰为特点,偶可见痰中带血丝,坐位或立位可使咳嗽减轻。长期慢性淤血性肺静脉压力升高,可促发肺循环与支气管血液循环之间形成侧支,并在支气管黏膜下形成扩张的血管床,这种血管很容易破裂而引起大咯血。

(3)乏力、疲倦、头晕、心慌:这些症状是由心排血量不足致器官、组织灌注不足,以及代偿性心率加快所致。

(4)陈-施呼吸:见于严重心力衰竭患者,示预后不良,表现为呼吸有节律地由暂停逐渐加快、加深,再逐渐减慢、变浅,直至呼吸暂停,0.5~1分钟再呼吸,如此周而复始。发生机制:心力衰竭致脑部缺血缺氧,呼吸中枢敏感性降低,呼吸减弱,二氧化碳潴留;待二氧化碳潴留到一定量时兴奋呼吸中枢,使呼吸加快加深,排出二氧化碳;随着二氧化碳的排出,呼吸中枢又逐渐转入抑制状态,呼吸又减弱直至暂停。严重脑缺氧者,还可伴有嗜睡、烦躁和神志错乱等。

(5)泌尿系统症状:严重的左心衰竭使血液进行再分配时,首先是肾血流量的明显减少,患者可出现少尿。长期慢性肾血流量减少,可有肾功能不全的相应症状。

2.体征

除原有心脏病体征外,还可有以下体征。

(1)一般体征:重症者可出现发绀、黄疸、颧部潮红,以及脉快、脉压减小、收缩压降低等;外周血管收缩,可表现为四肢末梢苍白、发冷和指趾发绀等。

(2)心脏体征:慢性左心衰竭者,一般均有心脏扩大(单纯舒张性左心衰竭除外),肺动脉瓣区第二心音亢进,心尖区可闻及收缩期杂音和舒张期奔马律,可出现交替脉。

(3)肺部体征:肺底部湿啰音是左心衰竭肺部的主要和早期体征,是由肺毛细血管压增高使液体渗出到肺泡所致。随着病情由轻到重,湿啰音可从局限于肺底部逐渐扩展,直至全肺。此种湿啰音有别于炎症性啰音而成"移动性",即啰音较多出现在卧位时朝下一侧的胸部。间质性肺水肿时,肺部无干、湿啰音,仅有呼吸音减低。约 25% 的患者出现胸腔积液。

(二)右心衰竭

右心衰竭以体静脉淤血为主要表现。

1.症状

(1)消化道症状:为右心衰竭最常见症状,包括腹胀、食欲减退、恶心、呕吐、便秘和上腹隐痛及右上腹不适、肝区疼痛等,由胃肠道和肝脏淤血所致。

(2)劳力性呼吸困难:无论是继发于左心衰竭的右心衰竭,还是分流性先天性心脏病或肺部疾病所致的单纯性右心衰竭,均可出现不同程度的呼吸困难。

(3)泌尿系统症状:肾淤血可引起肾功能减退,白天尿少,夜尿增多。

2.体征

除原有心脏病体征外,还可有以下体征。

(1)颈静脉征:颈静脉搏动增强、充盈、曲张是右心衰竭时的早期征象,为静脉压增高所致,常以右侧颈静脉较明显。表现为半卧位或坐位时在锁骨上方见颈外静脉充盈,或充盈最高点距胸骨角水平 10 cm 以上。肝-颈静脉反流征可呈阳性。

(2)肝脏肿大、压痛和腹水:是右心衰竭较早出现和最重要的体征之一。肝脏因淤血肿大常伴压痛,持续慢性右心衰竭可导致心源性肝硬化,晚期可出现黄疸、肝功能损害和大量腹水。

(3)水肿:发生于颈静脉充盈和肝脏肿大之后。体静脉压力升高使皮肤等软组织出现水肿,其特征为最先出现于身体最低垂的部位如踝部或骶部,并随病情的加重逐渐向上进展,直至延及全身;水肿发展缓慢,常为对称性和可压陷性。

(4)胸腔和心包积液:由体静脉压力增高所致,因胸膜静脉有一部分回流到肺静脉,故胸腔积液更多见于全心衰竭,以双侧多见,如为单侧则以右侧更为多见,这可能与右膈下肝淤血有关。有时出现少量心包积液,但不会引起心脏压塞。

(5)心脏体征:可因右心室显著扩大而出现相对性三尖瓣关闭不全的反流性杂音,有时在心前区听到舒张早期奔马律。

(三)全心衰竭

左心衰竭可继发右心衰竭而形成全心衰竭。当右心衰竭出现之后,右心排血量减少,此时由左心衰竭引起的阵发性呼吸困难等肺淤血症状反而有所减轻。

扩张型心肌病等表现为左、右心同时衰竭者,肺淤血症状往往不很严重,左心衰竭的主要表现是心排血量减少的相关症状和体征。

(四)舒张性心力衰竭

舒张性心力衰竭是指在心室收缩功能正常的情况下,心室松弛性和顺应性减低使心室充盈量减少和充盈压升高,导致肺循环和体循环淤血的综合征。研究表明,20%~40%的心力衰竭患者左心室收缩功能正常(除外心瓣膜病)而存在心室舒张功能受损,并引起症状,其余为收缩性心力衰竭合并不同程度的舒张性心力衰竭,且后者往往早于前者出现。舒张性心力衰竭的临床表现可从无症状、运动耐力下降到气促、肺水肿。多普勒超声心动图检查可用于诊断舒张性心力衰竭。

(五)心功能的判断和分级

对心力衰竭患者进行心功能分级,可大体上反映病情的严重程度,有助于治疗措施的选择、劳动能力的评定以及患者预后的判断。

1978年美国纽约心脏病学会(NYHA)提出的分级方案,该分级方法简便易行,几十年来为临床医师所习用。其主要是根据患者的自觉症状将心功能分为4级。

(1)Ⅰ级:患有心脏病,但体力活动不受限,日常活动不引起过度乏力、心悸、呼吸困难或心绞痛等症状。

(2)Ⅱ级:患有心脏病,体力活动轻度受限,休息时无症状,但日常活动可出现上述症状,也称Ⅰ度或轻度心力衰竭。

(3)Ⅲ级:患有心脏病,体力活动明显受限,轻于日常的活动即可引起上述症状,也称Ⅱ度或中度心力衰竭。

(4)Ⅳ级:患有心脏病,不能从事任何体力活动,休息状态下也可出现心力衰竭症状,并在任何体力活动后加重,也称Ⅲ度或重度心力衰竭。

四、辅助检查

(一)常规检查

1.外周血液检查

检查结果可有贫血、白细胞计数增加及核左移等。

2.尿常规检查

检查结果可有蛋白尿、管型尿等。

3.水、电解质和检查

检查结果可有低钾血症、低钠血症和代谢性酸中毒等。

4.肝肾功能检查

检查结果可有肝功能异常和血尿素氮、肌酐水平升高等。

(二)超声心动图检查

该检查比 X 线能更准确地提供心包、各心腔大小变化、心瓣膜结构及心功能等情况。

1.收缩功能

射血分数(EF)可以反映心室的收缩功能,以心室收缩末及舒张末的容量差值来计算 EF 值,虽不够精确,但方便实用。正常左心室射血分数(LVEF)值>50%,运动时至少增加 5%。

2.舒张功能

多普勒超声心动图检查是临床上最实用的判断心室舒张功能的方法。若心动周期中舒张早期心室充盈速度最大值为 E 峰,舒张晚期(心房收缩期)心室充盈最大值为 A 峰,则 E/A 值可反映心室舒张功能。正常人 E/A 值≥1.2,中青年应更大。心室舒张功能不全时,E 峰下降,A 峰增高,则 E/A 值降低。如同时记录心音图还可测定心室等容舒张期时间(C-D 值),该指标可反映心室的主动舒张功能。

(三)X 线检查

1.心脏扩大

心影的大小及外形不仅为心脏病的病因诊断提供重要的参考资料,还可根据心脏扩大的程度和动态改变间接地反映心脏功能状态。

2.肺淤血

肺淤血的有无及其程度直接反映心功能状态。早期肺静脉压增高时,主要表现为肺静脉扩张,肺门血管影增强,上肺血管影增多,甚至多于下肺。当肺静脉压力超过 $3.3\sim4.0$ kPa($25\sim30$ mmHg)时,出现间质性肺水肿,肺野模糊,在肺野外侧还可出现水平线状影 Kerley B 线,提示肺小叶间隔内积液,是慢性肺淤血的特征性表现,严重者可出现胸腔积液。急性肺泡性肺水肿时肺门呈蝴蝶状,肺野可见大片融合阴影。

(四)放射性核素心室造影及核素心肌灌注显像

放射性核素心室造影可准确测定左心室容量、LVEF 及室壁运动情况;核素心肌灌注显像可诊断心肌缺血和心肌梗死,对鉴别扩张型心肌病和缺血性心肌病有一定帮助。

(五)心-肺吸氧运动试验

本试验仅适用于慢性稳定性心力衰竭患者。在运动状态下测定患者对运动的耐受量,更能说明心脏的功能状态。因为运动时肌肉的耗氧量增高,所以所需心排血量也相应地增加。正常人耗氧量每增加$100\ mL/(min \cdot m^2)$,心排血量需增加 $600\ mL/(min \cdot m^2)$。当患者的心排血量不能满足运动的需要时,肌肉组织就需要从流经自身的单位容积的血液中摄取更多的氧,结果使动-静脉血氧差值增大。此时当氧供应绝对不足时,就会出现无氧代谢,乳酸增加,呼气中二氧化碳含量增加。

1.最大耗氧量

该试验中的最大耗氧量($VO_{2\,max}$)是指即使运动量继续增加,耗氧量也不再增加(已达峰值)时的氧耗量,表明此时心排血量已不能按需要继续增加。心功能正常时,$VO_{2\,max} > 20\ mL/(min \cdot kg)$,轻至中度心功能受损时为 $16 \sim 20\ mL/(min \cdot kg)$,中至重度损害时为 $10 \sim 15\ mL/(min \cdot kg)$,极重度损害时低于$10\ mL/(min \cdot kg)$。

2.无氧阈值

无氧阈值即呼气中二氧化碳的增长超过了氧耗量的增长,标志着无氧代谢的出现。通常用开始出现两者增加不成比例时的氧耗量作为代表值,此值越低,说明心功能越差。

(六)有创性血流动力学检查

床边漂浮导管仍然是常用的心功能有创检查方法。方法为经静脉插管直至肺小动脉,测定各部位的压力及血液含氧量,再计算心脏指数(CI)及肺小动脉楔压(PCWP),可直接反映左心功能。正常值:$CI > 2.5\ L/(min \cdot m^2)$,PCWP$<1.6\ kPa(12\ mmHg)$。

五、治疗

(一)治疗原则和目的

慢性心力衰竭的短期治疗如纠正血流动力学异常、缓解症状等,并不能降低患者死亡率和改善长期预后。因此,治疗心力衰竭必须从长计议,采取综合措施,包括治疗病因,调节心力衰竭代偿机制,以及减少其负面效应如拮抗神经体液因子的

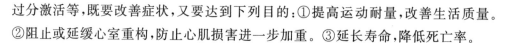

过分激活等,既要改善症状,又要达到下列目的:①提高运动耐量,改善生活质量。②阻止或延缓心室重构,防止心肌损害进一步加重。③延长寿命,降低死亡率。

(二)治疗方法

1.病因治疗

(1)治疗基本病因:大多数心力衰竭的病因都有针对性治疗方法,如控制高血压、改善冠心病心肌缺血、手术治疗心瓣膜病及纠治先天畸形等。但病因治疗的最大障碍是发现和治疗太晚,很多患者常满足于短期治疗缓解症状而拖延时日,最终发展为严重的心力衰竭而失去良好的治疗时机。

(2)消除诱因:最常见诱因为感染,特别是呼吸道感染,应积极选用适当的抗生素治疗;对于发热持续1周以上者应警惕感染性心内膜炎的可能。心律失常特别是心房颤动是诱发心力衰竭的常见原因,对于心室率很快的心房颤动,如不能及时复律则应尽快控制心室率。潜在的甲状腺功能亢进症、贫血等也可能是心力衰竭加重的原因,应注意诊断和纠正。

2.一般治疗

(1)休息和镇静:包括控制体力和心理活动,必要时可给予镇静剂以保障休息,但对严重心力衰竭患者应慎用镇静剂。休息可以减轻心脏负荷,减慢心率,增加冠状动脉供血,有利于改善心功能。长期卧床易形成下肢静脉血栓,甚至导致肺栓塞,同时也使消化吸收功能减弱,肌肉萎缩。

(2)控制钠盐摄入:心力衰竭患者体内水、钠潴留,血容量增加,因此减少钠盐的摄入,有利于减轻水肿等症状,并降低心脏负荷,改善心功能,但应注意应用强效排钠利尿剂时,过分限盐会导致低钠血症。

3.药物治疗

(1)利尿剂的应用:利尿剂是治疗慢性心力衰竭的基本药物,对有液体潴留证据或原有液体潴留的所有心力衰竭患者,均应给予利尿剂。利尿剂可通过排钠排水减轻心脏容量负荷,改善心功能,对缓解淤血症状和减轻水肿有十分显著的效果。常用利尿剂的作用和剂量见表3-3。

(2)血管紧张素转换酶抑制剂的应用:血管紧张素转换酶(ACE)抑制剂是治疗慢性心力衰竭的基本药物,可用于所有左心功能不全者。其主要作用机制是抑制RAS系统,包括循环RAS和心脏组织中的RAS,从而具有扩张血管、抑制交感神经活性及改善和延缓心室重构等作用;同时,ACE抑制剂还可抑制缓激肽降解,使具有血管扩张作用的前列腺素生成增多,并有抗组织增生作用。ACE抑制剂也可以明显改善其远期预后,降低死亡率。因此,及早(如在心功能代偿期)开始应用 ACE 抑制剂进行干预,是慢性心力衰竭药物治疗的重要进展。ACE 抑制剂种类很多,临床常用 ACE 抑制剂有卡托普利、依那普利等。

表 3-3　常用利尿剂的作用和剂量

种类	作用于肾脏位置	每天剂量(mg)
排钾类		
氢氯噻嗪	远曲小管	25～100,口服
呋塞米(速尿)	Henle 襻上升支	20～100,口服、静脉注射
保钾类		
螺内酯(安体通舒)	集合管醛固酮拮抗剂	25～100,口服
氨苯蝶啶	集合管	100～300,口服
阿米洛利	集合管	5～10,口服

(3)增加心排血量的药物包括以下几种。①洋地黄制剂:通过抑制心肌细胞膜上的 Na^+-K^+-ATP 酶,使细胞内 Na^+ 浓度升高,K^+ 浓度降低;同时 Na^+ 与 Ca^{2+} 进行交换,又使细胞内 Ca^{2+} 浓度升高,从而使心肌收缩力增强,增加心脏每搏输出量,从而使心脏收缩末期残余血量减少,舒张末期压力下降,有利于缓解各器官淤血,尿量增加。一般治疗剂量下,洋地黄制剂可抑制心脏传导系统,对房室交界区的抑制最为明显,可以减慢窦性心律,减慢心房扑动或颤动时的心室率;但大剂量时可提高心房、交界区及心室的自律性,当血钾过低时,更易发生各种快速性心律失常。常用制剂地高辛是一种安全、有效、使用方便、价格低廉的心力衰竭辅助用药。本制剂0.25 mg/d,适用于中度心力衰竭的维持治疗,但对70 岁以上或肾功能不良患者宜减量。毛花苷 C(西地兰)为静脉注射用制剂,适用于急性心力衰竭或慢性心力衰竭加重时,特别适用于心力衰竭伴快速心房颤动者,注射后 10 分钟起效,1～2 小时达高峰,每次用量 0.2～0.4 mg,稀释后静脉注射。②非洋地黄类正性肌力药物:多巴胺和多巴酚丁胺只能短期静脉应用;米力农对改善心力衰竭的症状效果肯定,但大型前瞻性研究和其他相关研究均证明,长期应用该类药物治疗重症慢性心力衰竭,其死亡率较不用者更高。

(4)β 受体阻滞剂的应用:β 受体阻滞剂可对抗心力衰竭代偿机制中的"交感神经活性增强"这一重要环节,对心肌产生保护作用,可明显提高其运动耐量,降低死亡率。β 受体阻滞剂应该用于 NYHA 心功能Ⅱ级或Ⅲ级、LVEF＜40％且病情稳定的所有慢性收缩性心力衰竭患者,但应在 ACE 抑制剂和利尿剂的基础上应用;同时,因其具有负性肌力作用,用药时仍需十分慎重。一般宜待病情稳定后,从小量开始用起,然后根据治疗反应每隔 2～4 周增加一次剂量,直达最大耐受量,并适量长期维持;症状改善常在用药后2～3个月出现;长期应用时避免突然停药。临床常用制剂有:①选择性β_1受体阻滞剂,无血管扩张作用,如美托洛尔初始剂量12.5 mg/d,比索洛尔初始剂量1.25 mg/d。②非选择性β受体阻滞剂,如卡维地洛属第三代β受体阻滞剂,可全面阻滞α_1、β_1和β_2受体,同时具有扩血管作用,初始剂量3.125 mg,2次/天。β受体阻滞剂的禁忌证为支气管痉挛性疾病、心动过缓及二度或二度以上房室传导阻滞(安装心脏起搏器者除外)。

(5)血管扩张剂的应用:心力衰竭时,由于各种代偿机制的作用,使周围循环阻力增加,心脏的前负荷也增大。扩血管治疗,可以减轻心脏前、后负荷,改善心力衰竭症状。因此心力衰竭时,可考虑应用小静脉扩张剂(如硝酸异山梨酯)、阻断α_1受体的小动脉扩张剂(如肼屈嗪)及均衡扩张小动脉和小静脉制剂(如硝普钠)等静脉滴注。

六、预防

(一)防止初始心肌损伤

冠状动脉性疾病和高血压已逐渐成为心力衰竭的主要病因,积极控制高血压、高血糖、高血脂和戒烟等,可减少发生心力衰竭的危险性;同时,积极控制A组β溶血性链球菌感染,预防风湿热和瓣膜性心脏病,以及戒除酗酒,防止酒精中毒性心肌病等,也是防止心肌损伤的重要措施。

(二)防止心肌进一步损伤

急性心肌梗死再灌注治疗,可以有效再灌注缺血心肌节段,防止缺血性损伤,降低死亡率和发生心力衰竭的危险性。对于近期心肌梗死恢复者,应用神经内分泌拮抗剂(如 ACE 抑制剂或β受体阻滞剂),可降低再梗死或死亡的危险性,特别是对于心肌梗死伴有心力衰竭时。对于急性心肌梗死无心力衰竭患者,应用阿司匹林可降低再梗死危险,有利于防止心力衰竭的发生。

(三)防止心肌损伤后恶化

众多临床试验已经证实,对已有左心功能不全者,不论是否伴有症状,应用ACE抑制剂均可降低其发展为严重心力衰竭的危险性。

七、护理

(一)一般护理

1.休息与活动

休息是减轻心脏负荷的重要方法,包括体力的休息、精神的放松和充足的睡眠。应根据患者心功能分级及患者基本状况决定活动量。

(1)Ⅰ级:不限制一般的体力活动,积极参加体育锻炼,但要避免剧烈运动和重体力劳动。

(2)Ⅱ级:适当限制体力活动,增加午休,强调下午多休息,可不影响轻体力工作和家务劳动。

(3)Ⅲ级:严格限制一般的体力活动,每天有充分的休息时间,但日常生活可以自理或在他人协助下自理。

(4)Ⅳ级:绝对卧床休息,生活由他人照顾;可在床上做肢体被动运动,轻微的屈伸运动和翻身,逐步过渡到坐或下床活动。鼓励患者不要延长卧床时间,当病情好转后,应尽早做适量的活动,因为长期卧床易导致血栓形成、肺栓塞、便秘、虚弱、直立性低血压的发生。

2.饮食

饮食给予低盐、低脂、低热量、高蛋白、高维生素、清淡易消化的食物,少食多餐。

(1)限制食盐及含钠食物:Ⅰ度心力衰竭患者每天钠摄入量应限制在 2 g(相当于氯化钠 5 g)左右,Ⅱ度心力衰竭患者每天钠摄入量应限制在 1 g(相当于氯化钠 2.5 g)左右,Ⅲ度心力衰竭患者每天钠摄入量应限制在 0.4 g(相当于氯化钠 1 g)左右。但应注意在用强效利尿剂时,可放宽限制,以防发生电解质紊乱。

(2)限制饮水量,高度水肿或伴有腹水者,应限制饮水量,24 小时饮水量一般不超过800 mL,应尽量安排在白天间歇饮水,避免大量饮水,以免、负担。

3.排便的护理

指导患者养成按时排便的习惯,预防便秘。排便时切忌过度用力,以免增加心脏负担,诱发严重心律失常。

(二)对症护理及病情观察护理

1.呼吸困难

(1)休息与体位:让患者取半卧位或端坐卧位安静休息,鼓励患者多翻身、咳嗽,尽量做缓慢的深呼吸。

(2)吸氧:根据缺氧程度及病情选择氧流量。

(3)遵医嘱给予强心、利尿、扩血管药物,注意观察药物作用及不良反应,如血管扩张剂可致头痛及血压下降等;血管紧张素转换酶抑制剂的不良反应有直立性低血压、咳嗽等。

(4)病情观察:应观察呼吸困难的程度、发绀情况、肺部啰音的变化、血气分析及血氧饱和度等,以判断药物疗效和病情进展。

2.水肿

(1)观察水肿的消长程度,每天测量体重,准确记录出入液量并适当控制液体摄入量。

(2)限制钠盐摄入,每天食盐摄入量少于 5 g,服利尿剂者可适当放宽。限制含钠高的食品、饮料和调味品,如发酵面食、腌制品、味精、糖果、番茄酱、啤酒、汽水等。

(3)加强皮肤护理,协助患者经常更换体位,嘱患者穿质地柔软的衣服,经常按摩骨隆突处,预防压疮的发生。

(4)遵医嘱正确使用利尿剂,密切观察其不良反应,主要为水、电解质紊乱。利尿剂的应用时间选择早晨或日间为宜,避免夜间排尿过频而影响患者的休息。

(三)用药观察与护理

1.利尿剂

电解质紊乱是利尿剂最易出现的不良反应,应随时注意观察。氢氯噻嗪类排钾利尿剂,作用于肾远曲小管,抑制 Na^+ 的重吸收,并可通过 Na^+-K^+ 交换机制降低 K^+ 的吸收易出现低钾血症,应监测血钾浓度,给予含钾丰富的食物,遵医嘱及时补钾;氨苯蝶啶直接作用于肾远曲小管远端,排钠保钾,利尿作用不强,常与排钾利尿剂合用,起保钾作用。出现高钾血症时,遵医嘱停用保钾利尿剂,嘱患者禁食含钾高的食物,严密观察心电监护变化,必要时予胰岛素等紧急降钾处理。

2.血管紧张素转换酶抑制剂

ACE 抑制剂的不良反应有低血压、肾功能一过性恶化、高钾血症、干咳、血管神经性水肿及少见的皮疹、味觉异常等。对无尿性肾衰竭、妊娠哺乳期妇女和对该类药物过敏者禁止应用,双侧肾动脉狭窄、血肌酐水平明显升高($>225\ \mu mol/L$)、高钾血症($>5.5\ mmol/L$)、低血压(收缩压$<12.0\ kPa(90\ mmHg)$)或不能耐受本药者也不宜应用本类药物。

3.洋地黄类药物

洋地黄类药物可以加强心肌收缩力,减慢心率,从而改善心功能不全患者的血流动力学变化。其用药安全范围小,易发生中毒反应。

(1)严格按医嘱给药,教会患者服地高辛时应自测脉搏,如脉搏<60 次/分或节律不规则应暂停服药并告诉医师;毛花苷 C 或毒毛花苷 K 静脉给药时须稀释后缓慢静脉注射,并同时监测心率、心律及心电图变化。

(2)密切观察洋地黄中毒表现。①心律失常:洋地黄中毒最重要的反应是出现各种类型的心律失常,是由心肌兴奋性过强和传导系统传导阻滞所致,最常见者为室性期前收缩(多表现为二联律)、非阵发性交界区心动过速、房性期前收缩、心房颤动及房室传导阻滞;快速房性心律失常伴房室传导阻滞是洋地黄中毒的特征性表现。洋地黄可引起心电图 ST-T 改变,但不能据此诊断为洋地黄中毒。②消化道症状:食欲减退、恶心、呕吐等(需与心力衰竭本身或其他药物所引起的胃肠道反应相鉴别)。③神经系统症状:头痛、头昏、忧郁、嗜睡、精神改变等。④视觉改变:视力模糊、黄视、绿视等。测定血药浓度有助于洋地黄中毒的诊断。

(3)洋地黄中毒的处理:①发生中毒后应立即停用洋地黄药物及排钾利尿剂。②单发室性期前收缩、一度房室传导阻滞等在停药后常自行消失。③对于快速性心律失常患者,若血钾浓度低则静脉补钾,如血钾不低可用利多卡因或苯妥英钠;有传导阻滞及缓慢性心律失常者,可用阿托品 0.5～1 mg 皮下或静脉注射,需要时安置临时心脏起搏器。

4.β受体阻滞剂

必须从极小剂量开始逐渐加大剂量,每次剂量增加的时间梯度不宜短于5～7 天,同时严密监测血压、体重、脉搏及心率变化,防止出现传导阻滞和心力衰竭加重。

5.血管扩张剂

(1)硝普钠:用药过程中,要严密监测血压,根据血压调节滴速,一般剂量 0.72～4.32 mg/(kg·d),连续用药不超过 7 天,嘱患者不要自行调节滴速,体位改变时动作宜缓慢,防止直立性低血压发生;注意避光,现配现用,液体配制后无论是否用完需 6～8 小时更换;长期用药者,应监测血氰化物浓度,防止氰化物中毒,临床用药过程中发现老年人易出现精神方面的症状,应注意观察。

(2)硝酸甘油:用药过程中可出现头胀、头痛、面色潮红、心率加快等不良反应,改变体位时易出现直立性低血压。用药时从小剂量开始,严格控制输液速度,做好宣教工作,以取得配合。

(四)心理护理

(1)护士自身应具备良好的心理素质,沉着、冷静,用积极乐观的态度影响患者及其家属,使患者增强战胜疾病的信心。

(2)建立良好的护患关系,关心体贴患者,简要解释使用监测设备的必要性及作用,得到患者的充分信任。

(3)对患者及其家属进行适时的健康指导,强调严格遵医嘱服药、不随意增减或撤换药物的重要性,如出现中毒反应,应立即就诊。

(五)出院指导

1.活动指导

患有慢性心力衰竭的患者,往往过分依赖药物治疗,而忽略运动保健。指导患者合理休息与活动,活动应循序渐进,活动量以不出现心悸、气急为原则。适应一段时间后再逐渐缓慢增加活动量。病情好转,可到室外活动。散步、练体操、打太极拳、练气功等都是适宜的保健方法。如活动不引起胸闷、气喘,表明活动量适度,以后根据各人的不同情况,逐渐增加活动时间,但必须以轻体力、小活动量、长期坚持为原则。

2.饮食指导

坚持合理饮食,进食低盐、低脂、低热量、高蛋白、高维生素、清淡易消化的食物。适当限制钠盐的摄入,可减轻体液的潴留,减轻心脏负担。一般钠盐(食盐、酱油、黄酱、咸菜等)可限制到每天 5 g 以下,病情严重者限制在每天不超过 3 g,但服用强力利尿剂的患者钠盐的限制不必过严;在严格限制钠摄入时,一般可不必严格限制水分,液体摄入量以每天 1.5～2 L 为宜,但重症心力衰竭的患者应严格限制钠盐及水的摄入。少量多餐,避免过饱。

3.疾病知识指导

给患者讲解心力衰竭最常见的诱因有呼吸道感染、过重的体力劳动、心律失常、情绪激动、饮食不当等,因此一定要注意预防感冒,防止受凉,根据气温变化随时增减衣服;保持乐观情绪平时根据心功能情况适当参加体育锻炼,避免过度劳累。

4.用药指导

告诉患者及家属强心药、利尿剂等药物的名称、服用方法、剂量、不良反应及注意事项。定期复查,如有不适,及时复诊。

第四章

消化内科常见病的护理

第一节　消化性溃疡

消化性溃疡是一种常见的胃肠道疾病,简称溃疡病,通常指发生在胃或十二指肠球部的溃疡,并分别称之为胃溃疡或十二指肠溃疡。事实上,本病可以发生在与酸性胃液相接触的其他胃肠道部位,包括食管下端、胃肠吻合术后的吻合口及其附近的肠襻,以及含有异位胃黏膜的 Meckel 憩室。

消化性溃疡是一组常见病、多发病,人群中患病率高达 5％～10％,严重危害人们的健康。本病可见于任何年龄,以 20～50 岁为多,占 80％,10 岁以下或60 岁以上者较少。胃溃疡(GU)常见于中年和老年人,男性多于女性,两者之比约为 3∶1。十二指肠球部溃疡(DU)多于胃溃疡,患病率是胃溃疡的 5 倍。

一、病因及发病机制

消化性溃疡病因和发病机制尚不十分明确,学说甚多,归纳起来有 3 个方面:损害因素的作用,即化学性、药物性等因素的直接破坏作用;保护因素的减弱;易感及诱发因素(遗传、性激素、工作负荷等)。目前认为胃溃疡多以保护因素减弱为主,而十二指肠球部溃疡则以损害因素的作用为主。

(一)损害因素作用

1.胃酸及胃蛋白酶分泌异常

31％～46％的 DU 患者胃酸分泌率高于正常高限(正常男 11.6～60.6 mmol/h,女8.0～40.1 mmol/h)。因胃蛋白酶原随胃酸分泌,故患者中胃蛋白酶原分泌增加的百分比大致与胃酸分泌增加的百分比相同。

多数 GU 患者酸分泌率正常或低于正常,仅少数患者(如卓-艾综合征)酸分泌率高于正常。虽然如此,并不能排除胃酸及胃蛋白酶是某些GU的病因。通常认为在胃酸分泌高的溃疡患者中,胃酸和胃蛋白酶是导致发病的重要因素。

基础胃酸分泌增加可由下列因素所致:①胃泌素分泌增加(卓-艾综合征等)。②乙酰胆碱刺激增加(迷走神经功能亢进)。③组胺刺激增加(系统性肥大细胞病或嗜碱性粒细胞白血病)。

2.药物性因素

阿司匹林、糖皮质激素、非甾体抗炎药等可直接破坏胃黏膜屏障,被认为与消化性溃疡的发病有关。

3.胆汁及胰液反流

胆酸、溶血磷脂酰胆碱及胰酶是引起一些消化性溃疡的致病因素,尤其见于某些GU。这些GU患者幽门括约肌功能不全,胆汁和/或胰酶反流入胃造成胃炎,继发GU。

胆汁及胰液损伤胃黏膜的机制可能是改变覆盖上皮细胞表面的黏液,损伤胃黏膜屏障,使黏膜更易受胃酸和胃蛋白酶的损害。

(二)保护因素减弱

1.黏膜防护异常

胃黏膜屏障由黏膜上皮细胞顶端的一层脂蛋白膜所组成,使黏膜免受胃内容损伤或在损伤后迅速地修复。黏液的分泌减少或结构异常均能使凝胶层黏液抵抗力减弱。胃黏膜血流减少导致细胞损伤与溃疡。胃黏膜缺血是严重内、外科疾病患者发生急性胃黏膜损伤的直接原因。胃小弯处易发溃疡可能与其侧支血管较少有关。黏膜碳酸氢盐和前列腺素分泌减少也可使黏膜防御功能降低。

2.胃肠道激素

胃肠道黏膜与胰腺的内分泌细胞分泌多种肽类和胺类胃肠道激素(胰泌素、胆囊收缩素、血管活性肠肽、高血糖素、肠抑胃肽、生长抑素、前列腺素等)。它们具有一定生理作用,主要参与食物消化过程,调节胃酸/胃蛋白酶分泌,并能营养和保护胃肠黏膜,一旦这些激素分泌和调节失衡,即易产生溃疡。

(三)易感及诱发因素

1.遗传倾向

消化性溃疡有相当高的家族发病率。曾有报告20%~50%的患者有家族史,而一般人群的发病率仅为5%~10%。许多临床调查研究表明,DU患者的血型以"O"型多见,消化性溃疡伴并发症者也以"O"型多见,这与50%DU患者和40％GU患者不分泌ABH血型物质有关。DU与GU的遗传易感基因不同。提示GU与DU是两种不同的疾病。GU患者的子女患GU风险为一般人群的3倍,而DU患者的子女的风险则并不比一般人群高。曾有报道62％的儿童DU患者有家族史。消化性溃疡的遗传因素还直接表现为某些少见的遗传综合征。

2.性腺激素因素

国内报道消化性溃疡的男女性别比(3.9～8.5)∶1,这种差异被认为与性激素作用有关。女性激素对消化道黏膜具有保护作用。生育期妇女罹患消化性溃疡明显少于绝经期后妇女,妊娠期妇女的发病率也明显低于非妊娠期。现认为女性性腺激素,特别是孕酮,能阻止溃疡病的发生。

3.心理-社会因素

研究认为,消化性溃疡属于心理生理疾病的范畴,特别是DU与心理-社会因素的关系尤为密切。与溃疡病的发生有关的心理-社会因素主要有以下几方面。

(1)长期的精神紧张:不良的工作环境和劳动条件,长期的脑力活动造成的精神疲劳,加之睡眠不足,缺乏应有的休息和调节导致精神过度紧张。

(2)强烈的精神刺激:重大的生活事件,生活情景的突然改变,社会环境的变迁,如丧偶、离婚、自然灾害、战争动乱等造成的心理应激。

(3)不良的情绪反应:指不协调的人际关系,工作生活中的挫折,无所依靠而产生的心理上的"失落感"和愤怒、抑郁、忧虑、沮丧等不良情绪。消化系统是情绪反应的敏感器官系统,所以这些心理-社会因素就会在其他一些内外致病因素的综合作用下,促使溃疡病的发生。

4.个性特点和行为方式

个性特点和行为方式与本病的发生也有一定关系,它既可作为本病的发病基础,又可改变疾病的过程,影响疾病的转归。溃疡病患者的个性特点和行为方式有以下几个特点。

(1)竞争性强,雄心勃勃:有的人在事业上虽取得了一定成就,但其精神生活往往过于紧张,即使在休息时,也不能取得良好的精神松弛。

(2)独立和依赖之间的矛盾:生活中希望独立,但行动上又不愿吃苦,因循守旧、被动、顺从、缺乏创造性、依赖性强,因而引起心理冲突。

(3)情绪不稳定,遇到刺激:内心情感反应强烈,易产生挫折感。

(4)惯于自我克制:情绪虽易波动,但往往喜怒不形于色,即使在愤怒时,也常常是"怒而不发",情绪反应被阻抑,导致更为强烈的自主神经系统功能紊乱。

(5)其他:性格内向、孤僻,过分关注自己、不好交往、自负、焦虑、易抑郁、事无巨细、苛求井井有条等。

5.吸烟

吸烟与溃疡发病是否有关,尚不明确。但流行病学研究发现溃疡患者中吸烟比例较对照组高;吸烟量与溃疡病流行率呈正相关;吸烟者死于溃疡病者比不吸烟者多;吸烟者的 DU 较不吸烟者难愈合;吸烟者的 DU 复发率比不吸烟者高。吸烟与 GU 的发病关系则不清楚。

6.酒精及咖啡饮料

两者都能刺激胃酸分泌,但缺乏引起胃、十二指肠溃疡的确定依据。

二、症状和体征

(一)疼痛

溃疡疼痛的确切机制尚不明确。较早曾提出胃酸刺激是溃疡疼痛的直接原因。溃疡疼痛发生于进餐后一段时期,此时胃内胃酸浓度达到最高水平;然而,以酸灌注溃疡病患者却不能诱发疼痛;"酸理论"也不能解释十二指肠溃疡疼痛。由于溃疡痛与胃内压力的升高同步,故胃壁肌紧张度增高与十二指肠球部痉挛均被认为是溃疡痛的病因。溃疡周围水肿与炎症区域的肌痉挛,或溃疡基底部与胃酸接触可引起持续烧灼样痛。给溃疡病患者服用安慰剂,发现其具有与抗酸剂同样的缓解疼痛疗效,但对于有些患者反而会加重疼痛,因此溃疡疼痛的另一种机制可能与胃、十二指肠运动功能异常有关。

1.疼痛的性质与强度

溃疡痛常为绞痛、针刺样痛、烧灼样痛和钻痛,也可仅为烧灼样感或类似饥饿性胃收缩感致使难与饥饿感相区别。疼痛的程度因人而异,多数呈钝痛,可忍受,无须立即停止工作。老年人感觉迟钝,疼痛往往较轻。少数则剧痛,需使用止痛剂才可缓解。约 10% 的患者在病程中不觉疼痛,直至出现并发症时才被诊断,故被称为无痛性溃疡。

2.疼痛的部位和放射

无并发症的 GU 的疼痛部位常在剑突下或上腹中线偏左;DU 多在剑突下偏右,范围较局限,疼痛常不放射。一旦发生穿透性溃疡或溃疡穿孔,则疼痛向背部、腹部其他部位,甚至肩部放射。有报道在一些吸烟的溃疡病患者中,疼痛可向左下胸放射,类似心绞痛,称为胃心综合征。患者戒烟和溃疡治愈后,左下胸痛即消失。

3.疼痛的节律性

消化性溃疡病中一项最特别的表现是疼痛的出现与消失呈节律性,这与胃的充盈和排空有关。疼痛常与进食有明显关系。GU 疼痛多在餐后 0.5～2 小时出现,至下餐前消失,即有"进食→疼痛→舒适"的规律。DU 疼痛多在餐后 3～4 小时出现,进食后可缓解,即有"进食→舒适→疼痛"的规律。疼痛还可出现在晚间睡前或半夜痛醒,称为夜间痛。

4.疼痛的周期性

消化性溃疡的疼痛发作可延续数天或数周后自行缓解,称为溃疡痛小周期。每逢深秋至冬春季节交替时疼痛发作,构成溃疡痛的大周期。溃疡病病程的周期性原因不明,可能与机体全身反应,特别是神经系统兴奋性的改变有关,也与气候变化和饮食失调有关。一般饮食不当,情绪波动,气候突变等可加重疼痛;进食、饮牛奶、休息、局部热敷、服抗酸药物可缓解疼痛。

(二)胃肠道症状

1.恶心、呕吐

溃疡病的呕吐为胃性呕吐,属反射性呕吐;呕吐前常有恶心且与进食有关;但恶心与呕吐并非是单纯性胃、十二指肠溃疡的症状。消化性溃疡患者发生呕吐很可能伴有胃潴留或与幽门附近溃疡刺激有关。刺激性呕吐于进食后迅速发生,患者在呕吐大量胃内容物后感觉轻松。幽门梗阻胃潴留所致呕吐很可能发生于清晨,呕吐物中含有隔宿的食物,并带有酸馊气味。

2.嗳气与胃灼热

(1)嗳气可见于溃疡病患者,此症状无特殊意义;多见于年轻的 DU 患者,可伴有幽门痉挛。

(2)胃灼热(也称烧心)是位于心窝部或剑突后的发热感,见于 60％～80％溃疡病患者,患者多有高酸分泌,可在消化性溃疡发病之前多年发生。胃灼热与溃疡痛相似,有在饥饿时与夜间发生的特点,且同样具有节律性与周期性。胃灼热发病机制仍有争论,目前多认为是由于反流的酸性胃内容物刺激下段食管的黏膜引起。

3.其他消化系统症状

消化性溃疡患者食欲一般无明显改变,少数有食欲亢进。由于疼痛常与进食有关,往往不敢多食。有些患者因长期疼痛或并发慢性胃、十二指肠炎,胃分泌与运动功能减退,导致食欲减退,这较多见于慢性 GU。有些 DU 患者有周期性唾液分泌增多,可能与迷走神经功能亢进有关。

痉挛性便秘是消化性溃疡常见症状之一,但其原因与溃疡病无关,而与迷走神经功能亢进,严重偏食使纤维食物摄取过少及药物(铝盐、铋盐、钙盐、抗胆碱能药)的不良反应有关。

(三)全身性症状

除胃肠道症状外,患者可有自主神经功能紊乱的症状,如缓脉、多汗等。久病更易出现焦虑、抑郁和失眠等精神症状。疼痛剧烈影响进食者的,可有消瘦及贫血。

三、并发症

约 1/3 的消化性溃疡患者病程中出现出血、穿孔或梗阻等并发症。

(一)出血

出血是消化性溃疡最常见的并发症,见于 $15\% \sim 20\%$ 的 DU 和 $10\% \sim 15\%$ GU 患者。它标志着溃疡病变处于高度活动期。发生出血的危险率与病期长短无关,$1/3 \sim 1/4$ 患者发生出血时无溃疡病史。出血多见于寒冷季节。

出血是溃疡腐蚀血管所致。急性出血最常见现象为黑便和呕血。仅 $50 \sim 75$ mL 的少量出血即可表现为黑便。GU 者大量出血时有呕血伴黑便。DU 则多为黑便,量多时反流入胃也可表现为呕血。如大量血流快速通过胃肠道,粪色则为暗红或酱色。大量出血导致急性循环血量下降,出现体位性心动过速、血压脉压差减小和直立性低血压,严重者发生休克。

(二)穿孔

溃疡严重,穿破浆膜层可致:十二指肠内容物经过溃疡穿孔进入腹膜腔即游离穿孔;溃疡侵蚀穿透胃、十二指肠壁,但被胰、肝、脾等实质器官所封闭而不形成游离穿孔;溃疡扩展至空腔脏器如胆总管、胰管、胆囊或肠腔形成瘘管。

$6\% \sim 11\%$ 的 DU 和 $2\% \sim 5\%$ 的 GU 患者发生游离穿孔,甚至以游离穿孔为起病方式。年长的男性及服用非甾体抗炎药者较易发生游离穿孔。十二指肠前壁溃疡容易穿孔,偶有十二指肠后壁溃疡穿孔至小网膜囊引起背痛而非弥漫性腹膜炎症。GU 穿孔多位于小弯处。

游离穿孔的特点为突然出现,发展很快,有持续的剧烈疼痛。痛始于上腹部,很快发展为全腹痛,活动可加剧,患者多取仰卧不动的体位。腹部触诊压痛明显,腹肌广泛板样强直。由于体液向腹膜腔内渗出,常有血压降低、心率加快、血液浓缩及白细胞计数增高,而少有发热。16% 患者血清淀粉酶轻度升高。

75％患者的直立位胸腹部 X 线可见游离气体。经鼻胃管注入 400～500 mL 空气或碘造影剂后摄片,更易发现穿孔。

有时,游离穿孔的临床表现可不典型:如穿孔很快闭合,腹腔细菌污染很轻,临床症状可很快自动改善;老年或有神经精神障碍者,腹痛及腹部体征不明显,仅表现为原因不明的休克;体液缓慢渗漏入腹膜腔而集积于右结肠旁沟,临床表现似急性阑尾炎。

溃疡穿孔至胰腺者通常有难治性溃疡疼痛。十二指肠后壁穿透者血清淀粉酶及脂酶水平可升高。偶尔,穿孔可引起瘘管,如十二指肠穿孔至胆总管瘘管,胃溃疡穿通至结肠或十二指肠瘘管。

穿孔病死率为 5％～15％,而靠近贲门的高位胃溃疡的病死率更高。

(三)幽门梗阻

约 5％DU 和幽门溃疡患者出现幽门梗阻。梗阻由水肿、平滑肌痉挛、纤维化或诸种因素合并所致,梗阻多为溃疡病后期表现。消化性溃疡并发梗阻的病死率为 7％～26％。

由于梗阻使胃排空延缓,患者常出现恶心、呕吐、上腹部饱满、胀气、食欲缺乏、早饱、畏食和体重明显下降。上腹痛经呕吐后可暂时缓解。呕吐多在进食后 1 小时或更长时间后出现,吐出量大,为不含胆汁的未消化食物,此种症状可持续数周至数月。体格检查可见血容量不足征象(低血压、心动过速、皮肤黏膜干燥),上腹部蠕动波及胃部振水音。

实验室检查常有血液浓缩、肾前性氮质血症等血容量不足征象及呕吐引起的低钾低氯代谢性碱中毒。若体重丧失明显,可出现低蛋白血症。

(四)癌变

少数 GU 发生癌变,发生率不详。凡 45 岁以上的患者,内科积极治疗无效者及营养状态差、贫血、粪便隐血试验持续阳性者均应做钡餐、纤维胃镜检查及活组织病理检查,以尽早发现癌变。

四、检查

(一)血清胃泌素含量

放免法检测胃泌素可检出卓-艾综合征及其他高胃酸分泌性消化性溃疡。未服过大剂量的抗酸剂、H_2 受体拮抗剂或质子泵抑制剂等药者,如空腹血清胃泌素水平>200 pg/mL,应测定胃酸分泌量,以明确是否由于恶性贫血、萎缩性胃炎、胃癌或迷走神经切除等因素胃泌素反馈性增高。血清促胃液素（胃泌素）含量及基础酸排量均增加仅见于少数疾病。测定静脉注射胰泌素后的血清促胃液素（胃泌素）浓度，有助于确诊诊断不明的卓-艾综合征。

（二）胃酸分泌试验方法

胃酸分泌试验方法是在透视下将胃管置入胃内，管端位于胃窦，以吸引器吸取胃液，测定每次吸取的胃液量及酸浓度。健康人胃酸分泌量见表4-1。GU的酸排量与正常人相似，而DU则空腹和夜间均维持较高水平。胃酸分泌幅度在正常人和消化性溃疡患者之间重迭，GU与DU之间也有重迭，故胃酸分泌检查对溃疡病的定性诊断意义不大。对缺乏胃酸的溃疡病，应疑有癌变；胃酸很高，基础酸排量和最高酸排量明显增高，则提示胃泌素瘤可能。

表 4-1　健康男女性正常胃酸分泌的高限及低限值

	基础 （mmol/h）	最高 （mmol/h）	最大 （mmol/h）	基础/最大 （mmol/h）
男性（$N=172$）高限值	10.5	60.6	47.7	0.31
男性（$N=172$）低限值	0	11.6	9.3	0
女性（$N=76$）高限值	5.6	40.1	31.2	0.29
女性（$N=76$）低限值	0	8.0	5.6	0

（三）X线钡餐检查

X线钡餐检查是确定诊断的有效方法，尤其对临床表现不典型者。消化性溃疡在X线征象上出现形态和功能的改变，即直接征象与间接征象。由钡剂充填溃疡形成龛影为直接征象，是最可靠的诊断依据。溃疡病周围组织的炎性病变与局部痉挛产生钡餐检查时的局部压痛或激惹现象及溃疡愈合形成瘢痕收缩使局部变形均属于间接征象。

（四）纤维胃镜检查

胃镜检查对消化性溃疡的诊断和鉴别诊断有很大价值。该检查可以发现X线所难以发现的浅小溃疡，确切地判断溃疡的部位、数目、大小、深浅、形态及病期（活动期、愈合期、瘢痕期），对随访溃疡的过程和判定治疗的效果有价值。胃镜检查还可在直视下做胃黏膜活组织检查等，故对溃疡良性、恶性的鉴别价值较大。

（五）粪便隐血试验

溃疡活动期，溃疡面有微量出血，粪隐血试验大都阳性，治疗1～2周后多转为阴性。如持续阳性,则疑有癌变。

(六)幽门螺杆菌(Hp)感染检查

近来 Hp 在消化性溃疡发病中的重要作用备受重视。我国人群中 Hp 感染率为 40%～60%。Hp 在 GU 和 DU 中的检出率更是分别高达 70%～80% 和 90%～100%。诊断 Hp 方法有多种:①直接从活检胃黏膜中细菌培养、组织涂片或切片染色查 Hp。②用尿素酶试验、^{14}C 尿素呼吸试验、胃液尿素氮检测等方法测定胃内尿素酶活性。③血清学查抗 Hp 抗体。④聚合酶链反应技术查 Hp。

五、护理

(一)护理观察

1.腹痛

观察腹痛的部位、性质、强度,有无放射痛,与进食、服药的关系,腹痛有无周期性。

2.呕吐

观察呕吐物性质、气味、量、颜色、呕吐次数及与进食关系,注意有无因呕吐而致脱水和低钾、低钠血症及低氯性碱中毒。

3.呕血和黑粪

观察呕血、便血的量、次数和性质。注意出血前有无恶心、呕吐、上腹不适、血中是否混有食物,以便与咯血相区别。半数以上溃疡出血者有 38.5 ℃ 以下的低热,持续时间与出血时间一致,可作为出血活动的一个标志,故应每天多次测体温。

4.穿孔

由于老年人常有其他慢性疾病,穿孔时腹痛、腹肌紧张不明显,可无显著压痛和反跳痛,常易误诊,病死率高,应予密切观察生命体征和腹部情况。

5.幽门梗阻观察以下情况可了解胃潴留程度

餐后 4 小时后胃液量(正常<300 mL),禁食 12 小时后胃液量(正常<200 mL),空腹胃注入750 mL生理盐水 30 分钟后胃液量(正常<400 mL)。

6.其他

注意观察有无影响溃疡愈合的焦虑和忧郁,饮食不节,熬夜,过度劳累,服药不正规,服用阿司匹林和肾上腺皮质激素,吸烟等。

(二)常规护理

1.休息

消化性溃疡属于典型的身心疾病,心理-社会因素对发病起着重要作用,因此,规律的生活和劳逸结合的工作安排,无论在本病的发作期或缓解期都十分重要。休息是消化性溃疡基本和重要的护理,休息包括精神休息和躯体休息。病情轻者可边工作边治疗,较重者应卧床数天至2周,继之休息1~2个月。平卧休息时胆汁反流明显减少,对GU患者有利;另外应保证充足的睡眠,服用适量镇静剂。

2.戒烟、酒及其他嗜好品

吸烟者,消化性溃疡的发病率较不吸烟者多。吸烟可使溃疡恶化或延迟溃疡愈合。吸烟会削弱十二指肠液中和胃酸的能力,还能引起十二指肠液反流入胃。患者戒烟后溃疡症状明显改善。有研究认为就DU患者而言,戒烟比服甲氰咪胍更重要。

酒精能损坏胃黏膜屏障引起胃炎而加重症状,延迟愈合。此外,还能减弱胰泌素对胰外分泌腺分泌水和碳酸氢根的作用,降低了胰液中和胃酸的能力。临床观察也显示消化性溃疡患者停止饮酒后症状减轻,故应劝患者戒酒。

咖啡等物质能刺激胃酸与胃蛋白酶分泌,还可使胃黏膜充血,加剧溃疡病症状,故应不饮或少饮咖啡、可口可乐、茶等。

3.饮食护理

饮食护理是消化性溃疡病治疗的重要组成部分。饮食护理的目的是减轻机械性和化学性刺激,缓解和减轻疼痛。合理营养有利改善营养状况,纠正贫血,促进溃疡愈合,避免发生并发症。

(三)饮食护理原则

1.宜少量多餐,定时,定量进餐

每天5~7餐,每餐量不宜过饱,约为正常量的2/3。因少量多餐可中和胃酸,减少胃酸对溃疡面的刺激,又可供给足够营养。少量多餐在急性消化性溃疡时更为适宜。

2.宜选食营养价值高、质软而易于消化的食物

如牛奶、鸡蛋、豆浆、鱼、嫩的瘦猪肉等食物,经加工烹调变得细软易消化,对胃肠无刺激。同时注意补充足够的热量及蛋白质和维生素。

3.蛋白质、脂肪、碳水化合物的供给要求

蛋白质按每天每千克体重 1～1.5 g 供给;脂肪按每天 70～90 g 供给,选择易消化吸收的乳融状脂肪(如奶油、牛奶、蛋黄、黄油、奶酪等),也可用适量的植物油,碳水化合物按每天 300～350 g 供给。选择易消化的糖类,如粥、面条、馄饨等,但蔗糖不宜供给过多,否则可使胃酸增加,且易胀气。

4.避免化学性和机械性刺激的食物

化学刺激性的食物有咖啡、浓茶、可可、巧克力等,这些食物可刺激胃酸分泌增加;机械性刺激的食物有油炸猪排、花生米、粗粮、芹菜、韭菜、黄豆芽等,这些食物可刺激胃黏膜表面血管和溃疡面。总之溃疡病患者不宜吃过咸、过甜、过酸、过鲜、过冷、过热及过硬的食物。

5.食物烹调必须切碎制烂

可选用蒸、煮、汆、烧、烩、焖等的烹调方法。不宜采用爆炒、滑溜、干炸、油炸、生拌、烟熏、腌腊等烹调方法。

6.必须预防便秘

溃疡病饮食中含粗纤维少,食物细软,易引起便秘,宜经常吃些润肠通便的食物如果子冻、果汁、菜汁等,可预防便秘。

溃疡病急性发作或出血刚停止后,进流质的食物,每天 6～7 餐。无消化道出血且疼痛较轻者宜进厚流质或少渣半流质的食物,每天 6 餐。病情稳定、自觉症状明显减轻或基本消失者,每天 6 餐细软半流质的食物。基本愈合者每天 3 餐普食加 2 餐点心,不宜进食油煎、炸和粗纤维多的食物。

出现呕血、幽门梗阻严重或急性穿孔均应禁食。

(四)心理护理

在治疗护理过程中应注重教育,应把防病治病的基本知识介绍给患者,如让患者注意避免精神紧张和不良情绪的刺激,注意精神卫生,注意锻炼身体、增强体质、培养良好的生活习惯,生活有规律,注意劳逸结合,节制烟酒,慎用对胃黏膜有损害的药物等,使患者了解本病的规律性,治疗原则和方法,从而坚定战胜疾病的信心,自觉配合治疗和护理。在心理护理过程中,护士应当了解患者在疾病的不同时期所出现的心理反应,如否认、焦虑、抑郁、孤独感、依赖心理等心理反应,护理上重点要给患者以心理支持,特别帮助他们克服紧张、焦虑、抑郁等常见的心理问题,帮助他们进行认识重建,即认识个人、认识社会,调整和处理好人与人、个人与社会之间的关系,重新找到自己新的起点,减少疾病造成的痛苦和不安。心理护理中,护士应当实施针对性、个性化的心理护理。如对那些具有明显心理素质上弱点的患者,有易暴怒、抑郁、孤僻及多疑倾向者应及早通过心理指导加强其个性的培养;对那些有明显行为问题者,如酗酒、吸烟、多食、缺少运动及 A 型行为等,应用心理学技术指导其进行矫正;对那些工作和生活环境里存在明显应激原的人,应及时帮助其进行适当的调整,减少不必要的心理刺激。

(五)药物治疗护理

1.抗酸药

胃酸、胃蛋白酶对消化性溃疡的发病有重要作用。抗酸药能中和胃酸从而缓解疼痛并降低胃蛋白酶的活性。常用的抗酸药分可溶性和不溶性两种。可溶性抗酸药主要为碳酸氢钠,该药止痛效果快,但自肠道吸收迅速,大量及长期应用可引起钠潴留和代谢性碱中毒,且与胃酸相遇可产生 CO_2,引起腹胀和继发胃酸增高,故不宜单独使用,而应小剂量与其他抗酸药混合服用。不溶性抗酸药有氢氧化铝、碳酸铝、氧化铝、三硅酸镁等,作用缓慢而持久,肠道不吸收,可单独或联合用药。各种抗酸药均有其特点,临床上常联合应用,以提高疗效,减少不良反应。抗酸药对缓解溃疡疼痛十分有效,是否能促进溃疡愈合,尚无肯定结论。

使用抗酸药应注意:①在饭后 1~2 小时服用,可延长中和作用时间,而不可在餐前或就餐时服药;睡前加服 1 次,可中和夜间所分泌的大量酸。②片剂嚼碎后服用效果较好,因药物颗粒越小溶解越快,中和酸的作用越大,因此凝胶或溶液的效果最好,粉剂次之,片剂较差。③抗酸药除可引起便秘、腹泻外,尚可引起一些其他不良反应,特别是当患者有肾功能不全或心力衰竭时,如碳酸氢钠可造成钠潴留和碱中毒;碳酸钙剂量过大时,高血钙可刺激 G 细胞分泌大量促胃液素(胃泌素),引起胃酸分泌反跳而加重上腹痛;长期大量服用氢氧化铝后,因铝结合饮食中的磷,使肠道对磷的吸收减少,严重缺磷可引起食欲缺乏、软弱无力等,甚至导致软骨病或骨质疏松。

2.抗胆碱能药

这类药物可抑制迷走神经功能,因而具有减少胃酸分泌、解除平滑肌和血管痉挛、改善局部营养和延缓胃排空等作用,后者有利于延长抗酸药和食物对胃酸的中和,达到止痛目的。但其延缓胃排空引起胃窦部潴留,可促使胃酸分泌,所以认为不宜用于胃溃疡。抗胆碱能药服后 2 小时出现最大药理作用,故常于餐后 6 小时及睡前服用。抗胆碱能药最大缺点是不但能抑制胃酸分泌,而且抑制乙酰胆碱在全身的生理作用,故有口干、视力模糊、心动过速、汗闭、便秘和尿潴留等不良反应,故溃疡出血、幽门梗阻、反流性食管炎、青光眼、前列腺肥大等患者均不宜使用。常用的药物有溴丙胺太林(普鲁苯辛)、溴甲阿托品、苯纳嗪(胃复康)、山莨菪碱、阿托品等。

3.H₂受体拮抗剂

组胺通过两种受体而产生效应,其中与胃酸分泌有关的是 H_2 受体,阻滞 H_2 受体能抑制胃酸的分泌。代表药是西咪替丁,它对胃酸的分泌具有强大抑制作用,口服后很快被小肠所吸收,在 1～2 小时内血液浓度达高峰,可完全抑制由饮食或胃泌素所引起的胃酸分泌达 6～7 小时。该药常于进餐时与食物同服;年龄大,伴有肾功能和其他疾病者易发生不良反应;常见的不良反应有头痛、腹泻、嗜睡、疲劳、肌痛、便秘等。其他常用的药物还有雷尼替丁、法莫替丁等。西咪替丁会影响华法林、茶碱或苯妥英的药物代谢,与抗酸剂合用时,间隔时间不小于 2 小时。

4.丙谷胺及其他减少胃酸分泌药

丙谷胺的分子结构与胃泌素的末端相似,能抑制基础酸排量和最大酸排量,竞争性抑制胃泌素受体,并对胃黏膜有保护和促进愈合作用,其抑酸和缓解症状的作用较甲氰咪胍弱。该药常于饭前 15 分钟服,无明显不良反应。哌仑西平能选择性拮抗乙酰胆碱的促胃分泌效应而不拮抗其他效应,很少有不良反应,宜餐前 90 分钟服用。甲氧氯普胺(胃复安)为胃运动促进剂,能增强胃窦蠕动加速胃排空,减少食糜等对胃窦部的刺激而使胃酸分泌减少,还可减少胆汁反流,减轻胆汁对胃黏膜的损害。一般用药后 60～90 分钟可达作用高峰,故宜在餐前 30 分钟服用,严重的不良反应为锥体外系反应。

5.细胞保护剂

临床常用的细胞保护剂有多种。甘珀酸能加强胃黏液分泌,强固胃黏膜屏障,促进胃黏膜再生,但具有醛固酮样效应,可引起高血压、水肿、低血钾等不良反应,故高血压、心脏病、肾脏病和肝脏病患者慎用。服药的最佳时间为餐前 15～30 分钟和睡前。胶态次枸橼酸铋,在酸性胃液中与溃疡坏死组织螯合,形成保护性铋蛋白凝固物,使溃疡面与胃酸、胃蛋白酶隔离,宜在餐前 1 小时和睡前服用。严重肾功能不全者忌用,少数人服药后便秘、转氨酶升高。硫糖铝可与胃蛋白酶直接络合或结合,使酶失去活性而发挥作用,宜餐前 30 分钟及睡前服,偶见口干、便秘、恶心等不良反应。前列腺素 E_1(喜克溃)抑制胃酸分泌,保护黏膜屏障,主要用于非甾体抗炎药合用者,最常见不良反应是腹泻和腹痛,孕妇忌用。

6.质子泵抑制剂

奥美拉唑直接抑制质子泵,有强烈的抑酸能力,疗效明显起效快,不良反应少而轻,无严重不良反应。

(六)急性大量出血的护理

1.急诊处理

首先按医嘱插入鼻胃管,建立静脉通道,输液开始宜快,可选用等渗盐水、林格液、右旋糖酐或其他血浆代用品,一般不用高渗溶液。观察患者的意识、血压、脉搏、体温、面色、鼻胃管引出胃液量和颜色、皮肤(干、湿、温度)、肠鸣、上腹压痛、出入量。

2.重症监护

急诊处理后,患者应予重症监护。除密切观察生命体征和出血情况外,应抽血检查血红蛋白、血球压积(出血4～6小时后才开始变化)、血型和交叉反应、凝血酶原时间、部分凝血酶原时间或激活部分凝血酶原时间、血钠(开始代偿性升高,补液后降低)、血钾(大量呕吐后降低。多次输液后可增高)、尿素氮(急性出血后24～48小时内升高,一般丢失1 000 mL血,尿素氮升高为正常值的2～5倍)、肌酐(肾灌注不足致肌酐升高)。向患者介绍为了确诊可能需做的钡餐、纤维胃镜、胃液分析等检查的过程,使患者受检时更好地合作。告知患者检查时体位、术前服镇静药可能会产生昏睡感,喉部喷局部麻醉会引起不适;及时了解胃镜检查结果,如无严重再出血应拔除鼻胃管以减少机械刺激。在患者出现恶心反射前,仍予禁食。

3.再出血

首先观察鼻胃管引出血量、颜色、患者生命体征;再次确定鼻胃管位置是否正确、引流瓶处于低位持续吸引、压力为10.7 kPa(80 mmHg)。如明确再次出血,安慰患者不必紧张,使患者相信医护人员是可以很好地处理再次出血。

4.胃管灌注

为使血管收缩,减少黏膜血流量,达到一过性止血效果,常经胃管灌注冰生理盐水或冷开水。灌注时抬高头位30°～45°,关闭吸引管。灌注时应加快滴注速度,观察血压、体温、脉搏、寒战。患者发生寒战时可多盖被,给患者解释不必紧张,注意寒战易诱发心律失常。灌注后注意有无输液过多的症状(呼吸困难)和体征(脉搏快,颈静脉曲张,肺部捻发音)。

(七)急性穿孔的护理

任何消化性溃疡均可发生穿孔,穿孔前常无明显诱因,有些可能由服肾上腺皮质激素、阿司匹林、饮酒和过度劳累诱发。上腹部难以忍受的剧痛及恶心呕吐,常是穿孔引起腹膜炎的症状。患者两腿卷曲,腹肌强直伴反跳痛,甚至出现面色苍白、出冷汗、脉搏细速、血压下降、休克。一般在穿孔后6小时内及时治疗,疗效较佳,若不及时抢救可危及生命。一经确诊,患者就应绝对卧床休息,禁食并留置胃管抽吸胃内容物进行胃肠减压。补液、应用抗生素控制腹腔感染。密切观察患者的生命体征,及时发现和纠正休克,迅速做好各种术前准备。

(八)幽门梗阻的护理

功能性或器质性幽门梗阻的早期处理基本相同,包括:①纠正体液和电解质紊乱,严格正确记录每天出入量,抽血测定血清钾、钠、氯及血气分析,了解电解质及酸碱失衡情况,及时补充液体和电解质。②胃肠减压:幽门梗阻者每天清晨和睡前用3%盐水或苏打水洗胃,保留1小时后排出,必要时行胃肠减压,连续72小时吸引胃内容物,可解除胃扩张和恢复胃张力,抽出胃液也可减轻溃疡周围的炎症和水肿。若对梗阻的性质不明,应做上消化道内镜或钡餐检查,同时也可估计治疗效果。病情好转给予流质的食物,每晚餐后4小时洗胃1次,测胃内潴留量,准确记录颜色、气味、性质。临床操作过程中常遇胃管不畅的情况,通常原因是胃管扭曲在口腔或咽部;胃管置入深度不够;胃管置入过深至幽门部或十二指肠内;胃管侧孔紧贴胃壁;食物残渣或凝血块阻塞。有报道,胃肠减压过程中发生少见的并发症,如下胃管困难致环杓关节脱位,减压器故障大量气体入胃致腹膜炎,蛔虫堵塞致无效减压,胃管结扎致拔管困难等。③能进流质的食物时,同时服用抗酸药、甲氰咪胍等药物治疗,禁用抗胆碱能药物。

观察并发症经处理后病情是否好转,若未见改善,做好进行手术的准备,考虑外科手术。

第二节 反流性食管炎

反流性食管炎(reflux esophagitis,RE),是指胃、十二指肠内容物反流入食管所引起的食管黏膜炎症、糜烂、溃疡和纤维化等病变,甚至引起咽喉、气道等食管以外的组织损害。其发病男性多于女性,男女比例为(2~3):1,发病率为1.92%。随着年龄的增长,食管下段括约肌收缩力的下降,胃、十二指肠内容物自发性反流,而使老年人反流性食管炎的发病率有所增加。

一、病因与发病机制

(一)抗反流屏障削弱

食管下括约肌是指食管末端 3～4 cm 长的环形肌束。正常人静息时压力为 1.3～4.0 kPa(10～30 mmHg),为一高压带,防止胃内容物反流入食管。年龄的增长,机体的老化导致食管下括约肌的收缩力下降引起食物反流。一过性食管下括约肌松弛也是反流性食管炎的主要发病机制。

(二)食管清除作用减弱

正常情况下,一旦发生食物的反流,大部分反流物通过 1～2 次食管自发和继发性的蠕动性收缩将食管内容物排入胃内,即容量清除,剩余的部分则由唾液缓慢地中和。老年人食管蠕动缓慢和唾液产生减少,影响了食管的清除作用。

(三)食管黏膜屏障作用下降

反流物进入食管后,可以凭借食管上皮表面黏液、不移动水层和表面 HCO_3^-、复层鳞状上皮等构成上皮屏障,以及黏膜下丰富的血液供应构成的后上皮屏障,发挥其抗反流物对食管黏膜损伤的作用。随着机体的老化,食管黏膜逐渐萎缩,黏膜屏障作用下降。

二、护理评估

(一)健康史

询问患者的饮食结构及习惯、有无长期服用药物史。

(二)身体评估

1.反流症状

反酸、反食、反胃(指胃内容物在无恶心和不用力的情况下涌入口腔)、嗳气等,多在餐后明显或加重,平卧或躯体前屈时易出现。

2.反流物引起的刺激症状

胸骨后或剑突下烧灼感、胸痛、吞咽困难等,常由胸骨下段向上伸延,常在餐后 1 小时出现,平卧、弯腰或腹压增高时可加重。反流物刺激食管痉挛导致胸痛,常发生在胸骨后或剑突下。严重时可为剧烈刺痛,可放射到后背、胸部、肩部、颈部、耳后,有的酷似心绞痛的特点。

3.其他症状

咽部不适,有异物感,棉团感或堵塞感,可能与反酸引起食管上段括约肌压力升高有关。

4.并发症

(1)上消化道出血:因食管黏膜炎症、糜烂及溃疡可以导致上消化道出血。

(2)食管狭窄:食管炎反复发作致使纤维组织增生,最终导致瘢痕性狭窄。

(3)Barrett 食管:在食管黏膜的修复过程中,食管-贲门交界处 2 cm 以上的食管鳞状上皮被特殊的柱状上皮取代,称之为 Barrett 食管。Barrett 食管发生溃疡时,又称 Barrett 溃疡。Barrett食管是食管癌的主要癌前病变,其腺癌的发生率较正常人高 30~50 倍。

(三)辅助检查

1.内镜检查

内镜检查是反流性食管炎最准确、最可靠的诊断方法,能判断其严重程度和有无并发症,结合活检可与其他疾病相鉴别。

2.24 小时食管 pH 监测

应用便携式 pH 记录仪在生理状态下对患者进行 24 小时食管 pH 连续监测,可提供食管是否存在过度反酸的客观依据。在进行该项检查前 3 天,应停用抗酸药与促胃肠动力的药物。

3.食管吞钡 X 线检查

对不愿意接受或不能耐受内镜检查者行该检查。严重患者可发现阳性 X 线征。

(四)心理社会状况

反流性食管炎长期持续存在,病情反复、病程迁延,因此患者会出现食欲减退,体重下降,导致患者心情烦躁、焦虑;合并消化道出血时会使患者紧张、恐惧,应注意评估患者的情绪状态及对本病的认知程度。

三、常见护理诊断及问题

(一)疼痛

与胃食管黏膜炎性病变有关。

(二)营养失调

与害怕进食、消化吸收不良等有关。

(三)有体液不足的危险

与合并消化道出血引起活动性体液丢失、呕吐及液体摄入量不足有关。

(四)焦虑

与病情反复、病程迁延有关。

(五)知识缺乏

缺乏对反流性食管炎病因和预防知识的了解。

四、诊断要点与治疗原则

(一)诊断要点

临床上有明显的反流症状,内镜下有反流性食管炎的表现,食管过度反酸的客观依据即可作出诊断。

(二)治疗原则

以药物治疗为主,对药物治疗无效或发生并发症者可做手术治疗。

1.药物治疗

目前多主张采用递减法,即开始使用质子泵抑制剂加促胃肠动力药,迅速控制症状,待症状控制后再减量维持。

(1)促胃肠动力药:目前主要常用的药物是西沙必利,常用量为每次 5～15 mg,每天 3～4 次,疗程 8～12 周。

(2)抗酸药。①H_2 受体拮抗剂(H_2RA):西咪替丁 400 mg、雷尼替丁 150 mg,法莫替丁20 mg,每天2次,疗程8～12 周。②质子泵抑制剂(PPI):奥美拉唑 20 mg、兰索拉唑 30 mg、泮托拉唑 40 mg、雷贝拉唑 10 mg 和埃索美拉唑 20 mg,每天 1 次,疗程 4～8 周。抗酸药仅用于症状轻、间歇发作的患者,作为临时缓解症状用。反流性食管炎有并发症或停药后很快复发者,需要长期维持治疗。H_2RA、西沙必利、PPI 均可用于维持治疗,其中以 PPI 效果最好。维持治疗的剂量因患者而异,以调整至患者无症状的最低剂量为合适剂量。

2.手术治疗

手术为不同术式的胃底折叠术。手术指征为:①严格内科治疗无效。②虽经内科治疗有效,但患者不能忍受长期服药。③经反复扩张治疗后仍反复发作的食管狭窄。④确证由反流性食管炎引起的严重呼吸道疾病。

3.并发症的治疗

(1)食管狭窄:大部分狭窄可行内镜下食管扩张术治疗。扩张后予以长程 PPI 维持治疗,可防止狭窄复发。少数严重瘢痕性狭窄需行手术切除。

（2）Barrett 食管：药物治疗是预防 Barrett 食管发生和发展的重要措施，必须使用 PPI 治疗及长期维持。

五、护理措施

（一）一般护理

为减少平卧及夜间反流可将床头抬高 15～20 cm。避免睡前 2 小时内进食，白天进餐后亦不宜立即卧床。应避免食用使食管下括约肌压力降低的食物和药物，如高脂肪、巧克力、咖啡、浓茶及硝酸甘油、钙通道阻滞剂等。应戒烟及禁酒。减少一切影响腹压增高的因素，如肥胖、便秘、紧束腰带等。

（二）用药护理

遵医嘱给予药物治疗，注意观察药物的疗效及不良反应。

1.H_2 受体拮抗剂

药物应在餐中或餐后即刻服用，若需同时服用抗酸药，则两药应间隔 1 小时以上。若静脉给药应注意控制速度，过快可引起低血压和心律失常。西咪替丁对雄性激素受体有亲和力，可导致男性乳腺发育、阳痿及性功能紊乱，应做好解释工作。该药物主要通过肾排泄，用药期间应监测肾功能。

2.质子泵抑制剂

奥美拉唑可引起头晕，应嘱患者用药期间避免开车或做其他必须高度集中注意力的工作。兰索拉唑的不良反应包括荨麻疹、皮疹、瘙痒、头痛、口苦、肝功能异常等，轻度不良反应不影响继续用药，较严重时应及时停药。泮托拉唑的不良反应较少，偶可引起头痛和腹泻。

3.抗酸药

该药在饭后 1 小时和睡前服用，服用片剂时应嚼服，乳剂给药前应充分摇匀。抗酸药应避免与奶制品、酸性饮料及食物同时服用。

（三）饮食护理

（1）指导患者有规律地定时进餐，饮食不宜过饱，选择营养丰富，易消化的食物。避免摄入过咸、过甜、过辣的刺激性食物。

（2）制订饮食计划：与患者共同制订饮食计划，指导患者及家属改进烹饪技巧，增加食物的色、香、味，刺激患者食欲。

（3）观察并记录患者每天进餐次数、量、种类，以了解其摄入营养素的情况。

六、健康指导

(一)疾病知识的指导

向患者及其家属介绍本病的有关病因,避免诱发因素。保持良好的心理状态,平时生活要有规律,合理安排工作和休息时间,注意劳逸结合,积极配合治疗。

(二)饮食指导

指导患者加强饮食卫生和饮食营养,养成有规律的饮食习惯;避免过冷、过热、辛辣等刺激性食物及浓茶、咖啡等饮料;嗜酒者应戒酒。

(三)用药指导

根据病因及病情进行指导,嘱患者长期维持治疗,介绍药物的不良反应,如有异常及时复诊。

第五章

神经外科常见病的护理

第一节 颅 脑 损 伤

颅脑损伤分为头皮损伤、颅骨损伤与脑损伤,三者可单独或合并存在。其发生率仅次于四肢损伤,占全身损伤的 15%～20%,常与身体其他部位的损伤复合存在,其致残率及致死率均居首位。常见于交通、工矿等事故,自然灾害、爆炸、火器伤、坠落、跌倒以及各种锐器、钝器对头部的伤害。颅脑损伤对预后起决定性作用的是脑损伤的程度及其处理效果。

一、头皮损伤

(一)解剖生理概要

头皮分为 5 层(图 5-1):由外及里依次为皮肤层、皮下组织层、帽状腱膜层、帽状腱膜下层、骨膜层。其中浅部 3 层紧密连接,不易分离,深部两层之间连接疏松,较易分离。各层解剖特点如下。

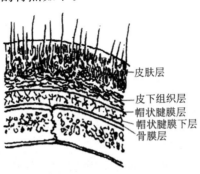

皮肤层
皮下组织层
帽状腱膜层
帽状腱膜下层
骨膜层

图 5-1 头皮解剖

1.皮肤层

皮肤层厚而致密,内含大量汗腺、皮脂腺、毛囊,具有丰富的血管,外伤时易致出血。

2.皮下组织层

皮下组织层由致密的结缔组织和脂肪组织构成,前者交织成网状,内有血管、神经穿行。

3.帽状腱膜层

帽状腱膜层前连额肌,后连枕肌,两侧达颞肌筋膜,坚韧、富有张力。

4.帽状腱膜下层

帽状腱膜下层是位于帽状腱膜与骨膜之间的疏松结缔组织层,范围较广,前至眶上缘,后达上项线,其间隙内的静脉经导静脉与颅内静脉窦相通,是颅内感染和静脉窦栓塞的途径之一。

5.骨膜层

骨膜层是由致密结缔组织构成的,骨膜在颅缝处贴附紧密,其余部位贴附疏松,故骨膜下血肿易被局限。

头皮血液供应丰富,且动、静脉伴行,由颈内、外动脉的分支供血,左右各五支在颅顶汇集,各分支间有广泛的吻合支,其抗感染及愈合能力较强。

(二)分类与特点

头皮损伤是颅脑损伤中最常见的损伤,严重程度差别较大,可能是单纯损伤,也可能是合并颅骨及脑损伤。

1.头皮血肿

头皮血肿大多由钝器伤所致,按照血肿出现在头皮的层次分为以下3种。

(1)皮下血肿:血肿位于皮肤表层与帽状腱膜之间,因受皮下纤维隔限制,血肿体积小、张力高、压痛明显,有时因周围组织肿胀隆起,中央反而凹陷,易被误认为凹陷性颅骨骨折,需用颅骨 X 线摄片做鉴别。

(2)帽状腱膜下血肿:头部受到斜向暴力,头皮发生了剧烈滑动,撕裂该层间的导血管所致。由于该层组织疏松,出血易于扩散,严重时血肿边界可与帽状腱膜附着缘一致,覆盖整个穹隆部,蔓延至全头部,似戴一顶有波动的帽子。小儿及体弱者,可导致休克或贫血。

(3)骨膜下血肿:血肿因受到骨缝处骨膜牢固粘连的限制,多局限于某一颅骨范围内,多由颅骨骨折引起。

较小的头皮血肿,一般 1~2 周可自行吸收,无须特殊处理,早期可给予加压冷敷以减少出血和疼痛,24~48小时后改用热敷以促进血肿吸收,切忌用力揉搓。若血肿较大,则应在严格皮肤准备和消毒下,分次穿刺抽吸后加压包扎。处理头皮血肿同时,应警惕合并颅骨损伤及脑损伤的可能。

2.头皮裂伤

头皮裂伤多为锐器或钝器打击所致,是常见的开放性头皮损伤,由于头皮血管丰富,出血较多,可引起失血性休克;处理时须着重检查有无颅骨和脑损伤。头皮裂伤较浅时,因断裂血管受头皮纤维隔的牵拉,断端不能收缩,出血量反较帽状腱膜全层裂伤者多。现场急救可局部压迫止血,争取在24小时之内实施清创缝合。缝合前要检查伤口有无骨碎片及有无脑脊液或脑组织外溢。缝合前应剃净伤处头发,冲洗消毒伤口,实施清创缝合后,注射破伤风抗毒素。

3.头皮撕脱伤

头皮撕脱伤多因发辫受机械力牵拉,使大块头皮自帽状腱膜下层或连同骨膜一起被撕脱所致,可导致失血性或疼痛性休克。急救时,除加压包扎止血和防止休克外,应保留撕脱的头皮,避免污染,用无菌敷料包裹,隔水放置于有冰块的容器内,随伤员一同送往医院。手术应争取在伤后6~8小时进行,清创植皮后,应保护植皮片不受压、不滑动,利于皮瓣成活。对于骨膜已撕脱者,在颅骨外板上多处钻孔达板障,待骨孔内肉芽组织生成后再行植皮。

二、颅骨损伤

颅骨骨折指颅骨受暴力作用致颅骨结构改变。颅骨骨折提示伤者受暴力较重,合并脑损伤概率较高。颅骨骨折不一定合并严重的脑损伤,没有骨折也可能合并脑损伤,其临床意义不在于骨折本身。颅骨骨折按骨折部位分为颅盖骨折和颅底骨折。按骨折形态分为线性骨折和凹陷性骨折。按骨折是否与外界相通分为开放性骨折与闭合性骨折。

(一)解剖生理概要

颅骨由颅盖和颅底构成,颅盖、颅底均有左右对称的骨质增厚部分,形成颅腔的坚强支架。

颅盖骨质坚实,由内、外骨板和板障构成。外板厚,内板较薄,内、外骨板表面均有骨膜覆盖,内骨膜也是硬脑膜外层,在颅骨的穹隆部,内骨膜与颅骨板结合不紧密,故颅顶部骨折时容易形成硬脑膜外血肿。

颅底骨面凹凸不平,厚薄不一,有两侧对称、大小不等的骨孔和裂隙,脑神经及血管由此出入颅腔。颅底被蝶骨嵴和岩骨嵴分为颅前窝、颅中窝和颅后窝。

颅骨的气窦,如额窦、筛窦、蝶窦及乳突气房等均贴近颅底,气窦内壁与颅脑膜紧贴,颅底骨折越过气窦时,相邻硬脑膜常被撕裂,形成脑脊液外漏,易发生颅内感染。

(二)病因与发病机制

颅腔近似球体,颅骨有一定的弹性,有相当的抗压缩和抗牵张能力。颅骨受到暴力打击时,着力点局部可下陷变形,颅腔也可随之变形。当暴力强度大、受力面积小时,颅骨多以局部变形为主;当受力点呈锥形内陷时,内板首先受到较大牵张力而折裂。此时若外力作用终止,则外板可弹回复位保持完整,仅造成内板骨折,骨折片可穿破硬脑膜造成局限性脑挫裂伤。如果外力继续存在,则外板也将随之折裂,形成凹陷性骨折或粉碎性骨折。当外力引起颅骨整体变形较重,受力面积又较大时,可不发生凹陷性骨折,而在较为薄弱的颞骨鳞部或颅底引发线性骨折,局部骨折线往往沿暴力作用的方向和颅骨脆弱部分延伸。当暴力直接打击在颅底平面上或暴力由脊柱上传时常引起颅底骨折。颅前窝损伤时可能累及的脑神经有嗅神经、视神经,颅中窝损伤可累及面神经、听神经,颅后窝少见。

(三)临床表现

1.颅盖骨折

(1)线性骨折:发生率最高,局部有压痛、肿胀。经颅骨 X 线摄片确诊。单纯线性骨折本身不需要特殊处理,但应警惕合并脑损伤或颅内出血,尤其是硬脑膜外血肿,有时可伴发局部骨膜下血肿。

(2)凹陷性骨折:局部可扪及局限性下陷区。若凹陷骨折位于脑重要功能区浅面,可出现偏瘫、失语、癫痫等病症。X 线摄片可见骨折片陷入颅内的深度,CT 扫描有助于骨折情况和合并脑损伤的诊断。

2.颅底骨折

多为强烈的间接暴力作用于颅底或颅盖骨折延伸到颅底所致,常为线性骨折。依骨折的部位不同可分为颅前窝、颅中窝和颅后窝骨折,临床表现各异。

(1)颅前窝骨折:骨折累及眶顶和筛骨,可有鼻出血、眶周("熊猫眼"征)及球结膜下淤血斑。若脑膜、骨膜均破裂,则合并脑脊液鼻漏,即脑脊液经额窦或筛窦由鼻孔流出。若筛板或视神经管骨折,可合并嗅神经或视神经损伤。

(2)颅中窝骨折:骨折累及蝶骨,也可有鼻出血或合并脑脊液鼻漏。若累及颞骨岩部,且脑膜、骨膜及鼓膜均破裂时,则合并脑脊液耳漏,即脑脊液经中耳由外耳道流出;若鼓膜完整,脑脊液则经咽鼓管流向鼻咽部,常被误认为是鼻漏。颅中窝骨折常合并第Ⅶ、Ⅷ对脑神经损伤。若累及蝶骨和颞骨的内侧部,还可能损伤垂体或第Ⅱ、Ⅲ、Ⅳ、Ⅴ、Ⅵ对脑神经。若骨折伤及颈动脉海绵窦段,可因动静脉瘘的形成而出现搏动性突眼及颅内杂音。破裂孔或颈内动脉管处的破裂,可发生致命性的鼻出血或耳出血。

(3)颅后窝骨折:骨折累及颞骨岩部后外侧时,一般在伤后1~2天出现乳突部皮下淤血斑(Battle征)。若累及枕骨基底部,可在伤后数小时出现枕下部肿胀及皮下淤血斑;枕骨大孔或岩尖后缘附近的骨折,可合并后组脑神经(第Ⅸ~Ⅻ对脑神经)损伤。

(四)辅助检查

1.X线片

可显示颅内积气,但仅30%~50%患者能显示骨折线。

2.CT检查

有助于眼眶及视神经管骨折的诊断,且显示有无脑损伤。

3.尿糖试纸测定

鉴别是否为脑脊液。

(五)诊断要点

外伤史、临床表现和颅骨X线摄片、CT检查基本可以明确诊断和定位,对脑脊液外漏有疑问时,可收集流出液做葡萄糖定量来测定。

(六)治疗要点

1.颅盖骨折

(1)单纯线性骨折:无须特殊处理,仅需卧床休息,对症治疗,如止痛、镇静等;但须注意有无继发颅内血肿等并发症。

(2)凹陷性骨折:若凹陷性骨折位于脑重要功能区表面,有脑受压症状或大面积骨折片下陷,直径>5 cm,深度超过1 cm时,应手术整复或摘除碎骨片。

2.颅底骨折

颅底骨折无须特殊治疗,主要观察有无脑损伤及处理脑脊液外漏、脑神经损伤等并发症。一旦出现脑脊液外漏即属开放性损伤,应使用抗生素预防感染,大部分漏口在伤后1~2周自愈。若4周以上仍未自愈,可行硬脑膜修补术。若骨折片压迫视神经,应尽早手术减压。

(七)护理评估

1.健康史

了解受伤过程,如暴力大小、方向、受伤时有无意识障碍及口鼻出血情况,初步判断是否伴有脑损伤。同时了解患者有无合并其他疾病。

2.目前身体状况

(1)症状和体征:了解患者目前的症状和体征可判断受伤程度和定位,观察患者有无"熊猫眼"征、Battle 征,明确有无脑脊液外漏。鉴别血性脑脊液外漏与耳鼻损伤出血时,可将流出的血性液体滴于白色滤纸上,如见血迹外围有月晕样淡红色浸润圈,可判断为脑脊液外漏。有时颅底骨折虽伤及颞骨,且骨膜及脑膜均已破裂但鼓膜尚完整时,脑脊液可经咽鼓管流至咽部而被患者咽下,故应询问患者是否有腥味液体流至咽部。

(2)辅助检查:颅骨 X 线及 CT 检查结果,确定骨折的部位和性质。

3.心理-社会状况

了解患者可因头部外伤而出现的焦虑、害怕、恐惧等心理反应,以及对骨折能否恢复正常的担心程度。同时也应了解患者家属对疾病的认识及心理反应。

(八)常见护理诊断/问题

1.疼痛

疼痛与损伤有关。

2.有感染的危险

感染与脑脊液外漏有关。

3.感知的改变

感知的改变与脑神经损伤有关。

4.知识缺乏

缺乏有关预防脑脊液外漏逆行感染的相关知识。

5.潜在并发症

潜在并发症为颅内出血、颅内压增高、颅内低压综合征。

(九)护理目标

(1)患者疼痛与不适程度减轻。

(2)患者生命体征平稳,无颅内感染发生。

(3)颅神经损伤症状减轻。

(4)患者能够叙述预防脑脊液外漏逆行感染的注意事项。

(5)患者病情变化能够被及时发现和处理。

(十)护理措施

1.脑脊液外漏的护理

(1)保持外耳道、鼻腔和口腔清洁,清洁时注意棉球不可过湿,以免液体反流入颅。

(2)在鼻前庭或外耳道口松松地放置干棉球,随湿随换,同时记录 24 小时浸湿的棉球数,以估计脑脊液外漏量。

(3)避免用力咳嗽、打喷嚏、擤鼻涕及用力排便,以免颅内压骤然升降导致脑脊液逆流。

(4)脑脊液鼻漏者不可经鼻腔吸痰或放置胃管,禁止耳、鼻滴药、冲洗和堵塞,禁忌做腰穿。

(5)取头高位及患侧卧位休息,将头抬高 15° 至漏液停止后 3～5 天,借重力作用使脑组织移至颅底硬脑膜裂缝处,促使局部粘连而封闭漏口。

(6)密切观察有无颅内感染迹象,根据医嘱预防性应用抗生素及破伤风抗毒素。

2.病情观察

观察有无颅内继发性损伤,如脑组织、脑膜、血管损伤引起的癫痫、颅内出血、继发性脑水肿、颅内压增高等。脑脊液外漏可推迟颅内压增高症状的出现,应严密观察意识、生命体征、瞳孔及肢体活动等情况,及时发现颅内压增高及脑疝的早期迹象。注意颅内低压综合征,若脑脊液外漏多,可使颅内压过低而导致颅内血管扩张,出现剧烈头痛、眩晕、呕吐、厌食、反应迟钝、脉搏细弱、血压偏低等。

(十一)护理评价

(1)患者疼痛是否缓解。

(2)患者有无颅内感染发生,脑脊液外漏是否如期愈合,护理措施是否得当。

(3)脑神经损伤症状是否减轻。

(4)患者能否叙述预防脑脊液外漏逆行感染的注意事项,遵医行为如何。

(5)患者病情变化是否被及时发现,并发症是否得到及时控制与预防和处理。

(十二)健康指导

对于颅底骨折合并脑脊液外漏者,主要是预防颅内感染,要劝告患者勿挖外耳道、抠鼻孔和擤鼻;注意预防感冒,以免咳嗽、打喷嚏;同时合理饮食,防止便秘,避免屏气、用力排便。

三、脑损伤

脑的被膜自外向内依次为硬脑膜、蛛网膜和软脑膜。硬脑膜坚韧且有光泽,由两层合成,外层兼具颅骨内膜的作用,内层较坚厚,两层之间有丰富的血管和神经。蛛网膜薄而透明,缺乏血管和神经,与硬脑膜之间有硬膜下腔,与软脑膜之间有蛛网膜下腔,充满脑脊液。脑脊液为无色透明液体,内含各种浓度不等的无机盐、葡萄糖、微量蛋白和淋巴细胞,对中枢神经系统起缓冲、保护、运输代谢产物及调节颅内压等作用。软脑膜薄且富有血管,覆盖于脑的表面并深入沟裂内。

脑损伤是指由于暴力作用使脑膜、脑组织、脑血管及脑神经的损伤。根据伤后脑组织与外界是否相通,将脑损伤分为开放性和闭合性两类,前者多由锐器或火器直接造成,有头皮裂伤、颅骨骨折和硬脑膜破裂,常伴有脑脊液外漏;后者由头部接触较钝物体或间接暴力造成,脑膜完整,无脑脊液外漏。根据脑损伤机制及病理改变分为原发性脑损伤和继发性脑损伤,前者指暴力作用于头部时立即发生的脑损伤,且不再继续加重,主要有脑震荡、脑挫裂伤及原发性脑干损伤等;后者指受伤一定时间后出现的脑受损病变,主要有脑水肿和颅内血肿,颅内血肿往往需要开颅手术。

(一)病因与发病机制

颅脑损伤的程度和类型多种多样。引起脑损伤的外力除可直接导致颅骨变形外,也可使头颅产生加速或减速运动,致使脑组织受到压迫、牵张、滑动或负压吸附等多种应力。暴力作用部位不同,脑在颅腔内产生的超常运动也各异,其运动方式可以是直线性也可以是旋转性。如人体坠落时,运动的头颅撞击于地面,受伤瞬间头部产生减速运动,脑组织会因惯性力作用撞击于受力侧的颅腔内壁,造成减速性损伤(图5-2)。大而钝的物体向静止的头部撞击时,引起头部的加速运动而产生惯性力。当暴力过大并伴有旋转力时,可使脑组织在颅腔内产生旋转运动,不仅使脑组织表面在颅腔内摩擦、撞击引起损伤,而且在脑组织内不同结构间产生剪应力,引起更为严重的损伤。惯性力引起的脑损伤分散且广泛,常有早期昏迷的表现。由于颅前窝和颅中窝的凹凸不平,各种不同部位和方式的头部损伤,均易在额极、颞极及其底面发生惯性力的脑损伤。

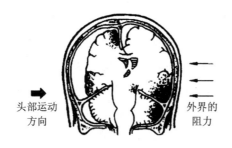

图 5-2 头部做减速运动时的脑损伤机制

(二)临床表现

1.脑震荡

脑震荡是最常见的轻度原发性脑损伤,为受伤后立即出现短暂的意识障碍,可为神志不清或完全昏迷,持续数秒或数分钟,一般不超过 30 分钟,较重者出现皮肤苍白、出汗、血压下降、心动徐缓、呼吸微弱、肌张力减低、各种生理反射迟钝或消失。清醒后大多不能回忆受伤当时乃至伤前一段时间内的情况,临床称为逆行性遗忘;可能会伴有头痛、头昏、恶心、呕吐等症状,短期内可自行好转。神经系统检查无阳性体征,显微镜下可见神经组织结构紊乱。

2.脑挫裂伤

脑挫裂伤是常见的原发性脑损伤。它包括脑挫伤及脑裂伤,前者指脑组织遭受破坏较轻,软脑膜尚完整,后者指软脑膜、血管和脑组织同时有破裂,伴有外伤性蛛网膜下腔出血。两者常同时存在,临床上又不易区别,合称为脑挫裂伤。脑挫裂伤可单发,也可多发,好发于额极、颞极及其基底。其临床表现如下。

(1)意识障碍:是脑挫裂伤最突出的临床表现。伤后立即出现,其程度和持续时间与脑挫裂伤程度、范围直接相关。多数患者在半小时以上,严重者可长期持续昏迷。

(2)局灶症状和体征:受伤当时立即出现与伤灶区功能相应的神经功能障碍或体征,如运动区损伤出现锥体束征、肢体抽搐、偏瘫等;若仅伤及"哑区",可无神经系统缺损的表现。

(3)头痛、恶心、呕吐:与颅内压增高、自主神经功能紊乱或外伤性蛛网膜下腔出血有关。后者还可出现脑膜刺激征,腰穿脑脊液检查有红细胞。

(4)颅内压增高与脑疝:因继发颅内血肿或脑水肿所致,使早期的意识障碍或偏瘫程度加重,或意识障碍好转后又加重,同时有血压升高、心率减慢、瞳孔不等大及锥体束征等表现。

3.原发性脑干损伤

原发性脑干损伤其症状与体征在受伤当时即已出现。单独的原发性脑干损伤较少,常与弥漫性损伤共存。患者常因脑干网状结构受损、上行激活系统功能障碍而持久昏迷,昏迷程度较深。伤后早期常出现严重生命体征变化,表现为呼吸节律紊乱,心率及血压波动明显。双侧瞳孔时大时小,对光反射无常,眼球位置歪斜或同向凝视。出现病理反射、肌张力增高、去皮质强直等。

4.弥散性轴索损伤

弥散性轴索损伤属于惯性力所致的弥散性脑损伤,由于脑的扭曲变形,脑内产生剪切或牵拉作用,造成脑白质广泛性轴索损伤。病变可分布于大脑半球、胼胝体、小脑或脑干。显微镜下所见为轴突断裂结构改变;可与脑挫裂伤合并存在或继发脑水肿,使病情加重;主要表现为受伤当时立即出现的较长时间昏迷。这是由广泛的轴索损害,皮质与皮质下中枢失去联系所致。若累及脑干,患者出现一侧或双侧瞳孔散大,对光反应消失,或同向凝视等。神志好转后,可因继发脑水肿而再次昏迷。

5.颅内血肿

颅内血肿是颅脑损伤中最多见、最危险,却又是可逆的继发性病变。其严重性在于引起颅内压增高导致脑疝危及生命,早期发现和及时处理可改善预后。根据血肿的来源和部位可分为:硬脑膜外血肿、硬脑膜下血肿和脑内血肿。根据血肿引起颅内压增高及早期脑疝症状所需时间分为 3 种类型。①急性型:72 小时内出现症状。②亚急性型:3 天至 3 周出现症状。③慢性型:3 周以上才出现症状。

(1)硬脑膜外血肿:是指出血积聚于颅骨与硬脑膜之间,与颅骨损伤有密切关系,症状取决于血肿的部位及扩展的速度。①意识障碍:可以是原发性脑损伤直接导致,也可由血肿本身导致颅内压增高、脑疝引起,前者较轻,最初的昏迷时间很短,与脑疝引起昏迷之间有一段意识清醒时间。后者常发生于伤后数小时至 1~2 天。经过中间清醒期,再度出现意识障碍,并渐次加重。如果原发性脑损伤较严重或血肿形成较迅速,也可不出现中间清醒期。少数患者可无原发性昏迷,而在血肿形成后出现昏迷。②颅内压增高及脑疝表现:出现头痛、恶心、呕吐剧烈、烦躁不安、淡漠、嗜睡、定向不准等症状。一般成人幕上血肿>20 mL,幕下血肿>10 mL,即可引起颅内压增高症状。幕上血肿者大多先经历小脑幕切迹疝,然后合并枕骨大孔疝,故严重的呼吸循环障碍常发生在意识障碍和瞳孔改变之后。幕下血肿者可直接发生枕骨大孔疝,瞳孔改变、呼吸骤停几乎同时发生。

（2）硬脑膜下血肿：硬脑膜下血肿是指出血积聚在硬脑膜下腔，是最常见的颅内血肿。急性硬脑膜下血肿症状类似硬脑膜外血肿，脑实质损伤较重，原发性昏迷时间长，中间清醒期不明显，颅内压增高与脑疝的其他征象多在伤后 1～3 天进行性加重。由于病情发展急重，一经确诊应尽早手术治疗。慢性硬脑膜下血肿好发于老年人，大多有轻微头部外伤史，有的患者伴有脑萎缩、血管性或出血性疾病。由于致伤外力小，出血缓慢，患者可有慢性颅内压增高表现，如头痛、恶心、呕吐和视盘水肿等；血肿压迫症状，如偏瘫、失语和局限性癫痫等；有时可有智力下降、记忆力减退和精神失常。

（3）脑内血肿：有两种类型。①浅部血肿，出血均来自脑挫裂伤灶，少数与颅骨凹陷性骨折部位相应，好发于额叶和颞叶，常与硬脑膜下和硬膜外血肿并存。②深部血肿，多见于老年人，血肿位于白质深部，脑表面可无明显挫伤。临床表现以进行性意识障碍为主，若血肿累及重要脑功能区，可出现偏瘫、失语、癫痫等局灶症状。

（三）辅助检查

一般采用 CT、MRI 检查。脑震荡无阳性发现，可显示脑挫裂伤的部位、范围、脑水肿的程度及有无脑室受压及中线结构移位等；弥散性轴索损伤 CT 扫描可见大脑皮质与髓质交界处、胼胝体、脑干、内囊区域或第三脑室周围有多个点状或小片状出血灶；MRI 能提高小出血灶的检出率；硬脑膜外血肿 CT 检查表现为颅骨内板与脑表面之间有双凸镜形或弓形密度增高影，常伴颅骨骨折和颅内积气；硬脑膜下血肿 CT 检查示颅骨内板下低密度的新月形、半月形或双凸镜形影；脑内血肿 CT 检查在脑挫裂伤灶附近或脑深部白质内见到圆形或不规则高密度血肿影，周围有低密度水肿区。

（四）诊断要点

患者外伤史、意识改变、瞳孔的变化、锥体束征，以及 CT、MRI 检查可明确诊断。

1.非手术治疗

（1）脑震荡：通常无须特殊治疗。一般卧床休息 1～2 周，可完全恢复。适当给予镇痛、镇静等对症处理，禁用吗啡及哌替啶。

（2）脑挫裂伤：以非手术治疗为主。①一般处理：静卧、休息，床头抬高，宜取侧卧位；保持呼吸道通畅；维持水、电解质、酸碱平衡；应用抗生素预防感染；对症处理;严密观察病情变化。②防治脑水肿:是治疗脑挫裂伤的关键。可采用脱水、激素或过度换气等治疗对抗脑水肿、降低颅内压;吸氧、限制液体入量;冬眠低温疗法降低脑代谢率等。③促进脑功能恢复:应用营养神经药物,如 ATP、辅酶 A、细胞色素 C 等,以供应能量,改善细胞代谢,促进脑细胞功能恢复。

2.手术治疗

(1)重度脑挫裂伤:经非手术治疗无效,颅内压增高明显甚至出现脑疝迹象时,应做脑减压术或局部病灶清除术。

(2)硬脑膜外血肿:一经确诊,立即手术,清除血肿。

(3)硬脑膜下血肿:多采用颅骨钻孔冲洗引流术,术后引流 48～72 小时。

(4)脑内血肿:一般经手术清除血肿。

(5)常见手术方式:开颅血肿清除术、去骨瓣减压术、钻孔探查术、脑室引流术、钻孔引流术。

(五)护理评估

1.健康史

详细了解受伤过程,如暴力大小、方向、性质、速度、患者当时有无意识障碍,其程度及持续时间,有无中间清醒期、逆行性遗忘,受伤当时有无口鼻、外耳道出血或脑脊液外漏发生,是否出现头痛、恶心、呕吐等情况;初步判断是颅伤、脑伤或是复合损伤;同时应了解现场急救情况;了解患者既往健康状况。

2.目前身体状况

评估患者的症状和体征,了解有无神经系统病征及颅内压增高征象;根据观察患者意识、瞳孔、生命体征及神经系统体征的动态变化,区分脑损伤是原发的还是继发的;结合 X 线、CT 及 MRI 检查结果判断损伤的严重程度。

3.心理-社会状况

了解患者及其家属对颅脑损伤及其术后功能恢复的心理反应,常见心理反应有焦虑、恐惧等;了解家属对患者的支持能力和程度。

(六)常见护理诊断/问题

1.清理呼吸道无效

清理呼吸道无效与脑损伤后意识障碍有关。

2.疼痛

疼痛与颅内压增高和手术切口有关。

3.营养失调/低于机体需要量

其与脑损伤后高代谢、呕吐、高热、不能进食等有关。

4.体温过高

体温过高与脑干损伤有关。

5.潜在并发症

潜在并发症为颅内压增高、脑疝及癫痫发作。

(七)护理目标

(1)患者意识逐渐恢复,生命体征平稳,呼吸道通畅。

(2)患者的疼痛减轻,舒适感增加。

(3)患者营养状态能够维持或接近正常水平。

(4)患者体温维持正常。

(5)患者颅内压增高、脑疝的早期迹象及癫痫发作能够得到及时预防、发现和处理。

(八)护理措施

1.现场急救

及时而有效的现场急救,在缓解致命性危险因素的同时(如窒息、大出血、休克等)为进一步治疗创造了有利条件,如预防或减少感染机会,提供确切的受伤经过。

(1)维持呼吸道通畅:颅脑损伤患者常有不同程度的意识障碍,失去正常的咳嗽反射和吞咽功能,呼吸道分泌物不能有效排出,舌根后坠可引起严重呼吸道梗阻。应及时清除口咽部分泌物、呕吐物,将患者侧卧或放置口咽通气道,必要时行气管切开,保持呼吸道畅通。

(2)伤口处理:单纯头皮出血,清创后加压包扎止血;开放性颅脑损伤应剪短伤口周围头发,伤口局部不冲洗、不用药;外露的脑组织周围可用消毒纱布卷保护,外加干纱布适当包扎,避免局部受压。若伤情许可宜将头部抬高以减少出血。尽早进行全身抗感染治疗及破伤风预防注射。

(3)防治休克:有休克征象者,应查明有无颅外部位损伤,如多发性骨折、内脏破裂等。患者平卧,注意保暖,及时补充血容量。

(4)做好护理记录:准确记录受伤经过、初期检查发现、急救处理经过及生命体征、意识、瞳孔、肢体活动等病情,为进一步处理提供依据。

2.病情观察

动态的病情观察是鉴别原发性与继发性脑损伤的重要手段。观察内容包括意识、瞳孔、生命体征、神经系统体征等。

(1)意识状态:意识障碍是脑损伤患者最常见的变化之一。通过意识障碍的程度可判断颅脑损伤的轻重;意识障碍出现的迟早和有无继续加重,可作为区别原发性和继发性脑损伤的重要依据。

传统意识分法:分为清醒、模糊、浅昏迷、昏迷和深昏迷五级。①意识清醒:正确回答问题,判断力和定向力正确。②意识模糊:为最轻或最早出现的意识障碍,因而也是最需要关注的,能简单回答问题,但不确切,判断力和定向力差,呈嗜睡状。③浅昏迷:意识丧失,对疼痛刺激有反应,角膜、吞咽反射和病理反射尚存在,重的意识模糊与浅昏迷的区别仅在于前者尚能保持呼之能应或呼之能睁眼这种最低程度的合作。④昏迷:指痛觉反应已经迟钝,随意运动已完全丧失的意识障碍阶段,可有鼾声、尿潴留等表现,瞳孔对光反应与角膜反射尚存在。⑤深昏迷:对痛刺激无反应,各种反射消失,呈去皮质强直状态。

Glasgow昏迷评分法:评定睁眼、语言及运动反应,以三者积分表示意识障碍程度,最高15分,表示意识清醒,8分以下为昏迷,最低3分(表5-1)。

表5-1 Glasgow昏迷评分法

睁眼反应		语言反应		运动反应	
能自行睁眼	4	回答正确	5	遵嘱活动	6
呼之能睁眼	3	回答错误	4	刺痛定位	5
刺痛能睁眼	2	语无伦次	3	躲避刺痛	4
不能睁眼	1	只能发声	2	刺痛肢屈	3
		不能发声	1	刺痛肢伸	2
				无反应	1

(2)生命体征:生命体征紊乱是脑干受损征象。为避免患者躁动影响准确性,应先测呼吸,再测脉搏,最后测血压。颅脑损伤患者以呼吸变化最为敏感和多变,注意节律、深浅。若伤后血压上升,脉搏缓慢有力,呼吸深慢,提示颅内压升高,应警惕颅内血肿或脑疝发生;伤后,与意识障碍和瞳孔变化同时出现心率减慢和血压升高,为小脑幕切迹疝;枕骨大孔疝患者可未经明显的意识障碍和瞳孔变化阶段而突然发生呼吸停止。伤后早期,由于组织创伤反应,可出现中等程度发热;若累及间脑或脑干可导致体温调节紊乱,出现体温不升或中枢性高热。

(3)瞳孔变化:可因动眼神经、视神经及脑干部位的损伤引起。正常瞳孔等大、圆形,在自然光线下直径 3~4 mm,直接、间接对光反应灵敏。伤后一侧瞳孔进行性散大,对侧肢体瘫痪伴意识障碍加重,提示脑受压或脑疝;伤侧瞳孔先短暂缩小继之散大,伴对侧肢体运动障碍,提示伤侧颅内血肿;双侧瞳孔散大、对光反应消失、眼球固定伴深昏迷或去皮质强直,多为原发性脑干损伤或临终表现。观察瞳孔时应排除某些药物、剧痛、惊骇等对瞳孔变化的影响。

(4)其他:观察有无脑脊液外漏、呕吐,有无剧烈头痛或烦躁不安等颅内压增高的表现或脑疝先兆。注意 CT 和 MRI 扫描结果及颅内压监测情况。

3.一般护理

(1)体位:抬高床头 15°~30°,以利脑静脉回流,减轻脑水肿。深昏迷患者取侧卧位或侧俯卧位,以利于口腔内分泌物排出;保持头与脊柱在同一直线上,头部过伸或过屈均会影响呼吸道通畅及颈静脉回流,不利于降低颅内压。氧气吸入,做好气管插管、气管切开准备。

(2)营养与补液:及时、有效补充能量和蛋白质以减轻机体损耗。不能进食者在伤后 48 小时后可行全胃肠外营养。评估患者营养状况,如体重、氮平衡、血浆蛋白、血糖、血电解质等,以便及时调整营养素供给量和配方。

(3)卧床患者基础护理:加强皮肤护理、口腔护理、排尿排便等生活护理,尤其是意识不清昏迷患者预防各种并发症的发生。

(4)根据病情做好康复护理:重型颅脑损伤患者生命体征平稳后要及早进行功能锻炼,可减少日后的并发症和后遗症,主要通过姿势治疗、按摩、被动运动、主动运动等。

4.高热患者的护理

高热可造成脑组织相对缺氧,加重脑损害,故需采取积极降温措施。常用物理降温法有冰帽,或头、颈、腋、腹股沟等处放置冰袋或冰水毛巾等。如体温过高物理降温无效或引起寒战时,需采用冬眠疗法。常用氯丙嗪、异丙嗪各 25 mg 或 50 mg 肌内注射或静脉滴注,用药 20 分钟后开始物理降温。降温速度以每小时下降 1 ℃为宜,降至肛温为 32~34 ℃较为理想。可每 4~6 小时重复用药,一般维持 3~5 天。低温期间应密切观察生命体征并记录,若收缩压低于13.3 kPa (100 mmHg),呼吸次数减少或不规则时,应及时通知医师停止冬眠疗法或更换冬眠药物。观察局部皮肤、肢体末端和耳郭处血液循环情况,以免冻伤,并防止肺炎、压疮的发生。停用冬眠疗法时,应先停物理降温,再逐渐停冬眠药物。

5.脑室引流管的护理

对有脑室引流管患者护理时应注意:①应严格无菌操作。②引流袋最高处距侧脑室的距离为10～15 cm。③注意引流速度,禁忌流速过快,避免颅内压骤降造成危险。④控制脑脊液引流量,每天不超过500 mL为宜。⑤注意观察脑脊液性状,若有大量鲜血提示脑室内出血,若为混浊则提示有感染。

(九)护理评价

(1)患者意识状态是否逐渐恢复,患者呼吸是否平稳,有无误吸发生。

(2)患者疼痛是否减轻。

(3)患者的营养状态如何,营养素供给是否得到保证。

(4)患者体温是否恢复正常。

(5)患者是否出现颅内压增高、脑疝及癫痫发作等并发症,若出现是否得到及时发现和处理。

(十)健康指导

(1)康复训练:根据脑损伤遗留的语言、运动或智力障碍程度,制订康复训练计划,以改善患者生活自理能力及社会适应能力。

(2)外伤性癫痫患者应定期服用抗癫痫药物,不能单独外出,以防发生意外。

(3)骨瓣去除患者应做好自我保护,防止因重物或尖锐物品碰撞患处而发生意外,尽可能取健侧卧位以防止膨出的脑组织受到压迫;3～6个月后视情况可做颅骨修补术。

第二节 脑　　疝

当颅腔内某分腔有占位性病变时,该分腔的压力大于邻近分腔,脑组织由高压力区向低压力区移位,导致脑组织、血管及脑神经等重要结构受压或移位,产生相应的临床症状和体征,称为脑疝。

根据移位的脑组织及其通过的硬脑膜间隙和孔道,可将脑疝分为以下常见的3类(图5-3)。①小脑幕切迹疝:又称颞叶疝,为颞叶的海马回、钩回通过小脑幕切迹被推移至幕下。②枕骨大孔疝:又称小脑扁桃体疝,为小脑扁桃体及延髓经枕骨大孔被推挤向椎管内。③大脑镰下疝:又称扣带回疝,一侧半球的扣带回经镰下孔被挤入对侧分腔。

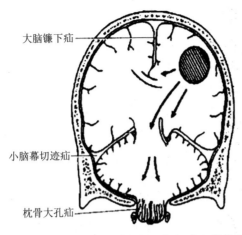

大脑镰下疝

小脑幕切迹疝

枕骨大孔疝

图 5-3 大脑镰下疝(上)、小脑幕切迹疝(中)、枕骨大孔疝(下)

脑疝是颅内压增高的危象和引起死亡的主要原因,常见的有小脑幕切迹疝和枕骨大孔疝。

一、病因与发病机制

(1)外伤所致各种颅内血肿,如硬膜外血肿、硬膜下血肿及脑内血肿。

(2)颅内脓肿。

(3)颅内肿瘤尤其是颅后窝、中线部位及大脑半球的肿瘤。

(4)颅内寄生虫病及各种肉芽肿性病变。

(5)医源性因素,对于颅内压增高患者,进行不适当的操作如腰椎穿刺,放出脑脊液过多过快,使各分腔间的压力差增大,则可促使脑疝形成。

发生脑疝时,移位的脑组织在小脑幕切迹或枕骨大孔处挤压脑干,使脑干受压移位导致其实质内血管受到牵拉,严重时基底动脉进入脑干的中央支可被拉断而致脑干内部出血,出血常为斑片状,有时出血可沿神经纤维走行方向达内囊水平。同侧的大脑脚受到挤压会造成病变对侧偏瘫,同侧动眼神经受到挤压可产生动眼神经麻痹症状。钩回、海马回移位可将大脑后动脉挤压于小脑幕切迹缘上致枕叶皮层缺血坏死。移位的脑组织可致小脑幕切迹裂孔及枕骨大孔堵塞,使脑脊液循环通路受阻,颅内压增高进一步加重,形成恶性循环,使病情迅速恶化。

二、临床表现

(一)小脑幕切迹疝

(1)颅内压增高:剧烈头痛,进行性加重,伴躁动不安,频繁呕吐。

(2)进行性意识障碍:由于阻断了脑干内网状结构上行激活系统的通路,随脑疝的进展,患者出现嗜睡、浅昏迷、深昏迷。

(3)瞳孔改变:脑疝初期由于患侧动眼神经受刺激导致患侧瞳孔变小,对光反射迟钝;随病情进展,患侧动眼神经麻痹,患侧瞳孔逐渐散大,直接和间接对光反射均消失,并伴上睑下垂及眼球外斜;晚期,对侧动眼神经因脑干移位也受到推挤时,则出现双侧瞳孔散大,对光反射消失,患者多处于濒死状态(图 5-4)。

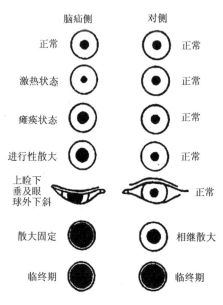

图 5-4　一侧颞叶钩回疝引起的典型瞳孔变化

(4)运动障碍:钩回直接压迫大脑脚,锥体束受累后,病变对侧肢体肌力减弱或麻痹,病理征阳性(图 5-5)。脑疝进展时可致双侧肢体自主活动消失,严重时可出现去皮质强直状,这是脑干严重受损的信号。

(5)生命体征变化:若脑疝不能及时解除,病情进一步发展,则患者出现深昏迷,双侧瞳孔散大固定,血压骤降,脉搏快弱,呼吸浅而不规则,呼吸、心跳相继停止而死亡。

(二)枕骨大孔疝

枕骨大孔疝是小脑扁桃体及延髓经枕骨大孔被挤向椎管中,又称为小脑扁桃体疝。由于颅后窝容积较小,对颅内高压的代偿能力也小,病情变化更快。患者常有进行性颅内压增高的临床表现:头痛剧烈,呕吐频繁,颈项强直或强迫头位,生命体征紊乱出现较早,意识障碍、瞳孔改变出现较晚。因脑干缺氧,瞳孔可忽大忽小。位于延髓的呼吸中枢受损严重,患者早期即可突发呼吸骤停而死亡。

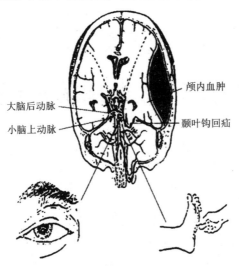

图 5-5 脑疝与临床病症的关系

动眼神经受压导致:同侧瞳孔散大,上睑下垂及眼外
肌瘫痪;锥体束受压导致:对侧肢体瘫痪,肌张力增
加,腱反射活跃,病理反射阳性

三、治疗要点

关键在于及时发现和处理。

(一)非手术治疗

患者一旦出现典型的脑疝症状,应立即给予脱水治疗,以缓解病情,争取时间。

(二)手术治疗

确诊后,尽快手术,去除病因,如清除颅内血肿或切除脑肿瘤等;若难以确诊
或虽确诊但病变无法切除者,可通过脑脊液分流术、侧脑室外引流术或病变侧颞
肌下、枕肌下减压术等降低颅内压。

四、急救护理

(1)快速静脉输入甘露醇、山梨醇、呋塞米等强效脱水剂,并观察脱水效果。

(2)保持呼吸道通畅,吸氧。

(3)准备气管插管盘及呼吸机,对呼吸功能障碍者,行人工辅助呼吸。

(4)密切观察呼吸、心跳、瞳孔的变化。

(5)紧急做好术前特殊检查及术前准备。

第六章

胸外科常见病的护理

第一节 食 管 癌

食管癌是一种常见的消化道癌肿,全世界每年约有 30 万人死于食管癌。发病年龄多在 40 岁以上,男性多于女性。

一、解剖概要

临床上食管的解剖多分为以下几段。①颈段:自食管入口至胸骨柄上沿的胸廓入口处。②胸段:又分为上、中、下 3 段。胸上段即自胸廓上口至气管分叉平面;胸中段即自气管分叉平面至贲门口全长度的上一半;胸下段即自气管分叉平面至贲门口全长度的下一半。通常将食管腹段也包括在胸下段内。食管癌以胸中段较多见,下段次之,上段较少。

二、临床表现

早期症状常不明显,可有吞咽食物哽噎感、停滞感或异物感,胸骨后烧灼样、针刺样或牵拉摩擦样疼痛。症状时轻时重,进展缓慢。中晚期食管癌典型的症状为进行性咽吞困难。患者逐渐消瘦、贫血、乏力、脱水。当癌肿侵犯周围组织、器官时可引起相应的症状。

体格检查时应特别注意锁骨上方有无肿大淋巴结、肝有无肿块和有无腹水、胸腔积液等远处转移体征。

三、辅助检查

(一)食管吞钡 X 线双重对比造影

早期可见:①食管黏膜皱襞紊乱、粗糙或有中断现象。②小的充盈缺损。

③局限性管壁僵硬,蠕动中断。④小龛影,中、晚期有明显的不规则狭窄和充盈缺损,狭窄上方食管有不同程度的扩张。

(二)细胞学检查

我国创用带网气囊食管细胞采集器,做食管拉网检查脱落细胞,早期病变阳性率可达90%～95%,是一种简便易行的普查筛选诊断方法。

(三)纤维食管镜检查

可直视肿块部位、大小及钳取活组织做病理组织学检查。

(四)CT

超声内镜检查等可用来判断食管癌的浸润层次、向外扩展深度及有无淋巴结转移。

四、诊断要点

(一)症状

进食时有梗阻感、异物感,进行性吞咽困难,以及恶病质等症状。

(二)体征

中晚期患者可出现锁骨上淋巴结肿大、肝转移性肿块、腹水等。

(三)辅助检查

纤维食管镜、食管吞钡 X 线造影等检查结果能明确诊断。

五、治疗原则

以手术治疗为主,辅以放射治疗、化学治疗等综合治疗。

手术治疗适用于全身情况和心肺功能储备良好、无明显远处转移征象的患者。对较大的鳞癌估计切除可能性不大而患者全身情况良好者,可先采用术前放射治疗,待瘤体缩小后再做手术。

手术径路常经左胸切口。中段食管癌切除有经右胸切口者。联合切口有经胸腹联合切口或颈、胸、腹三切口者。食管下段癌切除后与代食管器官的吻合多在主动脉弓水平以上;而食管中段或上段癌切除后吻合口多在颈部。代食管器官大多为胃,有时为结肠或空肠。

对于心、肺功能差、患早期癌而不宜做开胸手术者,可采用电视胸腔镜下食管癌切除术。

对晚期食管癌,不能根治或放射治疗、进食有困难者,可做姑息性减症手术,如食管腔内置管术、食管胃转流吻合术、食管结肠转流吻合术或胃造口术等。

六、护理评估

除肺部手术评估内容外，还需了解患者的营养状况、饮食习惯及术后肠蠕动恢复情况、进食、补液情况和营养状况。

七、护理诊断

(一)营养失调:低于机体需要量

与长期进食减少或不能进食、消耗增加有关。

(二)体液不足

与吞咽困难、呕吐、禁食、水分摄入不足、静脉补液量不足等有关。

(三)低效性呼吸形态

与疼痛、肺膨胀不全等有关。

(四)潜在并发症

出血、肺不张、吻合口瘘、乳糜胸。

八、护理目标

(1)患者营养状况改善。

(2)患者的水、电解质维持平衡。

(3)患者能维持正常的呼吸形态。

(4)患者无并发症发生或并发症得到及时发现和控制。

九、护理要点

(一)术前护理

1.营养支持

能口服者,指导患者合理进食高热量、高蛋白、丰富维生素的流质或半流质的食物;若患者仅能进流质或长期不能进食者,可提供肠内或肠外营养。

2.胃肠道准备

(1)术前1周给予患者分次口服抗生素溶液。

(2)术前3天改流质的食物,术前1天禁食。

(3)对进食后有滞留或反流者,术前1天晚予以生理盐水100 mL加抗生素经鼻胃管冲洗食管及胃,可减轻局部充血水肿,减少术中污染,防止吻合口瘘。

(4)结肠代食管手术患者,术前 3～5 天口服肠道抗生素。术前 2 天进无渣流质的食物,术前晚行清洁灌肠或全肠道灌洗后禁饮禁食。

(5)术日晨常规置胃管时,通不过梗阻部位不能强行进入,以免戳穿食管。可置于梗阻部位上端。

(二)术后护理

(1)呼吸道及胸腔闭式引流护理同肺结核术后。

(2)饮食护理:①胃肠蠕动尚未恢复正常,需禁饮禁食。②术后 3～4 天待肛门排气后,拔除胃管。③停止胃肠减压 24 小时后,若无吻合口瘘症状,可开始进食;先试饮少量水,术后 5～6 天可给予全量流质的食物,每小时给 100 mL,每天 6 次。术后 3 周后患者无不适可进普食。

(3)胃肠减压的护理术后 3～4 天持续胃肠减压,保持胃管通畅并妥善固定。严密观察引流量、性状、颜色、气味并准确记录。术后 6～12 小时从胃管可吸出少量血性液或咖啡色液,以后引流液颜色将逐渐变浅。胃管不通畅时,可用少量生理盐水冲洗并及时回抽。

(4)胃肠造口术后,由于胃液对皮肤刺激较大,应保持敷料的清洁并在瘘口周围涂氧化锌软膏保护皮肤,防止发生皮炎。

十、健康教育

(1)进食原则为少量多餐,由稀到干,逐渐增加食量。防止进食过多、速度过快,避免进食生、冷、硬食物(包括质硬的药片和带骨刺的肉类、花生、豆类等),质硬的药片可碾碎后服用。

(2)食管癌、贲门癌切除术后,可发生胃液反流至食管,患者可有反酸、呕吐等症状,平卧时加重,嘱患者饭后 2 小时内不宜平卧位,睡觉时枕头垫高。

(3)食管胃吻合术后患者,可能有胸闷、进食后呼吸困难,应告知患者是由于胃已拉入胸腔,肺受压暂不能适应所致。建议患者少食多餐,经 1～2 个月后,此症状多可缓解。

(4)结肠代食管吻合术后,因结肠逆蠕动,患者常嗅到粪便味,需向患者解释清楚,并指导其注意口腔卫生,一般此情况于半年后逐步缓解。

(5)术后 3 周仍有吞咽困难,应排除吻合口狭窄。

第二节 肺 结 核

肺结核是由结核分枝杆菌引起的慢性肺部疾病。大多数肺结核患者不需要外科治疗,仅少数内科治疗无效者,才需采取外科手术治疗,但术后仍需辅以抗结核药物治疗。

一、病理生理

肺内结核病灶的发展可形成以下 3 种类型的肺部病变:病灶干酪坏死形成空洞;支气管结核可引起张力空洞、支气管狭窄、扩张或肉芽肿;肺毁损。这些病变可导致呼吸功能的病理生理改变,造成限制性阻塞性通气功能障碍、弥散功能障碍或肺内静脉分流及引起肺源性心脏病。

二、诊断要点

(一)临床表现

患者出现消瘦、低热、食欲缺乏、体重下降、胸痛、咳嗽、咯血等症状。

(二)辅助检查

红细胞沉降率加速、结核菌素试验阳性、胸部 X 线及 CT 检查可见到肺部结核灶。

三、外科治疗原则

肺结核的外科治疗包括切除疗法和萎陷疗法两大类。

(一)肺叶切除术

适应于以下几种。①肺结核空洞:厚壁结核,张力空洞,巨大空洞,下叶空洞;②结核球形病灶;③毁损肺;④结核性支气管狭窄或支气管扩张;⑤反复或持续咯血经药物治疗无效;⑥其他适应证:如久治不愈的慢性纤维干酪型肺结核,反复发作,病灶集中在某一肺叶内;胸廓成形术后仍有排菌;诊断不确定的肺部可疑块状阴影或原因不明的肺不张。

(二)胸廓成形术

胸廓成形术是将不同数目的肋骨节段行骨膜下切除,使该部分胸壁下陷后靠近纵隔,并使其下面的肺得到萎陷,是一种萎陷疗法。胸廓成形术应自上而下分期切除肋骨,每次切除肋骨不超过 3～4 根,以减少反常呼吸运动,每期间隔 3 周左右。每根肋骨切除的长度后端应包括胸椎横突,前端在第 1～3 肋应包括肋软骨,以下逐渐依次缩短,保留靠前面部分肋骨;切除肋骨的总数应超过空洞以下 2 肋。

1.适应证

(1)上叶空洞,患者一般情况差不能耐受肺叶切除术者。

(2)上叶空洞,但中下叶亦有结核病灶。

(3)一侧广泛肺结核灶,痰菌阳性,药物治疗无效,一般情况差不能耐受一侧全肺切除术,但支气管变化不严重者。

(4)肺结核合并脓胸或支气管胸膜瘘,不能耐受肺叶切除者。

2.禁忌证

(1)张力空洞、厚壁空洞及位于中下叶或近纵隔处的空洞。

(2)结核性球形病灶或结核性支气管扩张。

(3)青少年患者,因术后可引起胸廓或脊柱明显畸形,应尽量避免施行。

四、护理评估

(一)术前评估

1.健康史

健康史包括患者的一般资料、家族史及既往史。

2.症状与体征

有无咳嗽、咳痰及痰量;有无咯血,咯血的量及次数;有无呼吸困难;营养状况如何、有无伴随疾病及辅助检查结果。

(二)术后评估

(1)术中情况手术、麻醉方式与效果、术中出血、补液、输血情况。

(2)生命体征的观察及伤口与各引流管的情况。

(3)观察有无胸闷、呼吸困难,听诊双肺呼吸音是否清晰。

(4)有无并发症的发生。

五、护理诊断

(一)气体交换受损

与肺组织病变、肺切除术后肺组织减少、肺换气功能障碍及麻醉等有关。

(二)低效性呼吸形态

与疼痛、肺膨胀不全等有关。

(三)潜在并发症

支气管胸膜瘘、出血、肺不张、心律失常、感染等。

六、护理目标

(1)患者恢复正常的气体交换功能。

(2)患者能维持正常的呼吸形态。

(3)患者无并发症发生或并发症得到及时发现和控制。

七、护理要点

(一)术前护理

(1)痰菌阳性者应做支气管镜检查,观察有无支气管内膜结核。有内膜结核者应继续抗结核治疗,直到控制稳定。

(2)纠正营养状况:摄入含丰富蛋白质、热量和维生素的均衡饮食。

(3)保持呼吸道通畅,注意个人卫生,预防术后感染。

(4)若患者出现咯血现象时,应绝对卧床休息,在患侧胸部敷以冰袋,注意观察咯血量和生命体征,预防窒息发生。

(二)术后护理

(1)维持呼吸道通畅:①鼓励患者深呼吸,有效咳嗽、咳痰,必要时进行吸痰。②观察患者呼吸频率、节律、幅度、双肺呼吸音及有无缺氧症状。③氧气吸入。④稀释痰液,如雾化吸入。

(2)鼓励患者早期下床活动,根据患者的情况逐渐增加活动量,如出现头晕、气促、心动过速、心悸和出汗等症状时,应立即停止活动。

(3)严格掌握输液的速度和量,防止心脏前负荷过重而导致肺水肿。一侧全肺切除术后24小时补液量宜控制在2 000 mL内,速度以20～30滴/分为宜。

(4)胸腔闭式引流的护理。①维持胸腔引流通畅:术后初期每30～60分钟向水封瓶方向挤压引流管一次,引流管避免受压、折曲、滑脱及阻塞。②观察引流液的量、色、性状的变化,如胸腔闭式引流引出血性液体每小时＞200 mL,持续2～3小时,考虑有活动性出血应立即通知医师。③妥善固定引流管。④一侧全肺切除术后胸腔引流管一般呈钳闭状态,保证术后患侧胸腔内有一定的渗液,以减轻或纠正明显的纵隔移位。注意胸腔内压力的改变,经常检查颈部气管的位置有无变化。可酌情放出适量的气体或引流液,以维持气管、纵隔于中间位置。每次放液量不宜超过 100 mL,速度宜慢,避免快速多量放液引起纵隔突然移位,导致心搏骤停。

(5)胸廓成形术后应加压包扎胸部 3 周,避免胸廓反常呼吸运动,但不宜过紧,以免限制呼吸运动。

八、健康教育

指导患者遵医嘱继续抗结核治疗 6～12 个月。教育患者规律生活,充分休息,保持良好的营养状况。胸廓成形术后患者,易引起脊柱侧弯及术侧肩关节的运动障碍;应指导患者采取正确姿势,坚持练习头部前后左右回转运动,练习上半身的前屈运动及左右弯曲运动。自术后第 1 天开始练习上肢运动,如上肢屈伸、抬高上举、旋转等,使之恢复到健康时的活动水平。痰菌阳性时指导患者及其家属保持室内通风,接触痰液后用流动水清洗双手,痰液咳入带盖的痰杯内,消毒后再弃去,接触未接受结核化学治疗或化学治疗不足 2～3 周的患者时应戴口罩。

第三节　肺　　癌

一、疾病概述

(一)概念

肺癌多数起源于支气管黏膜上皮,因此也称为支气管肺癌。全世界肺癌的发病率和病死率正在迅速上升,发病年龄大多在 40 岁以上,以男性多见,居发达国家和我国大城市男性恶性肿瘤发病率和病死率的第一位。但近年来,女性肺癌的发病率和病死率上升较男性更为明显。

(二)相关病理生理

肺癌起源于支气管黏膜上皮,局限于基底膜内者称为原位癌。癌肿可以向支气管腔内和/或邻近的肺组织生长,并可以通过淋巴、血行转移或直接向支气管转移扩散。

肺癌的分布以右肺多于左肺,上叶多于下叶。起源于主支气管、肺叶支气管的癌肿,位置靠近肺门,称为中心型肺癌;起源于肺段支气管以下的癌肿,位置在肺的周围部分,称为周围型肺癌。

(三)病因与诱因

肺癌的病因至今尚不完全明确,认为与下列因素有关。

1.吸烟

吸烟是肺癌的重要致病因素。烟草内含有苯并芘等多种致癌物质。吸烟量越多、时间越长及开始吸烟年龄越早,则肺癌发病率越高。资料表明,多年每天吸烟 40 支以上者,肺鳞癌和小细胞癌的发病率比不吸烟者高 4~10 倍。

2.化学物质

已被确认可导致肺癌的化学物质包括石棉、铬、镍、铜、锡、砷、二氯甲醚、氡、芥子体、氯乙烯、煤烟焦油和石油中的多环芳烃等。

3.空气污染

空气污染包括室内污染和室外污染。室内空气污染主要指煤、天然气等燃烧过程中产生的致癌物。室外空气污染包括汽车尾气、工业废气、公路沥青在高温下释放的有毒气体等。

4.人体内在因素

如免疫状态、代谢活动、遗传因素、肺部慢性感染、支气管慢性刺激、结核病史等,也可能与肺癌的发病有关。

5.其他

长期、大剂量电离辐射可引起肺癌。癌基因(如 ras、erb-$b2$ 等)的活化或肿瘤抑制基因($p53$、RB 等)的丢失与肺癌的发病也有密切联系。

(四)临床表现

肺癌的临床表现与癌肿的部位、大小、是否压迫和侵犯邻近器官及有无转移等密切相关。

1.早期

多无明显表现,癌肿增大后常出现以下表现。

(1)咳嗽:最常见,为刺激性干咳或少量黏液痰,抗炎治疗无效。当癌肿继续长大引起支气管狭窄时,咳嗽加重,呈高调金属音。若继发肺部感染,可有脓性痰,痰量增多。

(2)血痰:以中心型肺癌多见,多为痰中带血点、血丝或断续地少量咯血;癌肿侵犯大血管可引起大咯血,但较少见。

（3）胸痛：为肿瘤侵犯胸膜、胸壁、肋骨及其他组织所致。早期表现为胸部不规则隐痛或钝痛。

（4）胸闷、发热：当癌肿引起较大支气管不同程度的阻塞，发生阻塞性肺炎和肺不张，临床上可出现胸闷、局限性哮鸣、气促和发热等症状。

2.晚期

除发热、体重减轻、食欲减退、倦怠及乏力等全身症状外，还可出现癌肿压迫、侵犯邻近器官、组织或发生远处转移的征象。

（1）压迫或侵犯膈神经：引起同侧膈肌麻痹。

（2）压迫或侵犯喉返神经：引起声带麻痹、声带嘶哑。

（3）压迫上腔静脉：引起上腔静脉压迫综合征，表现为上腔静脉回流受阻，面部、颈部、上肢和上胸部静脉曲张，皮下组织水肿，上肢静脉压升高；可出现头痛、头昏或晕厥。

（4）侵犯胸膜及胸壁：可引起剧烈持续的胸痛和胸腔积液。若侵犯胸膜则为尖锐刺痛，呼吸及咳嗽时加重；若压迫肋间神经，疼痛可累及其神经分布区；若侵犯肋骨或胸椎，则相应部位出现压痛。胸膜腔积液常为血性，大量积液可引起气促。

（5）侵入纵隔、压迫食管：可引起吞咽困难，支气管-食管瘘。

（6）上叶顶部肺癌：也称 Pancoast 肿瘤。可侵入纵隔和压迫位于胸廓上口的器官或组织，如第一肋间、锁骨下动静脉、臂丛神经等而产生剧烈胸肩痛、上肢静脉曲张、上肢水肿、臂痛和运动障碍等；若压迫颈交感神经则会引起同侧上眼睑下垂、瞳孔缩小、眼球内陷、面部无汗等颈交感神经综合征（Horner 征）表现。

（7）肿瘤远处转移征象。①脑：头痛最为常见，出现呕吐、视觉障碍、性格改变、眩晕、颅内压增高、脑疝等。②骨：局部疼痛及压痛较常见，转移至椎骨等承重部位则可引起骨折、瘫痪。③肝：肝区疼痛最为常见，出现黄疸、腹水、食欲减退等。④淋巴结：引起淋巴结肿大。

3.非转移性全身症状

少数患者可出现非转移性全身症状，如杵状指（趾）、骨关节痛、骨膜增生等骨关节病综合征、Cushing 综合征、重症肌无力、男性乳房发育、多发性肌肉神经痛等，称为副癌综合征。副癌综合征可能与肺癌组织产生的内分泌物质有关，手术切除癌肿后这些症状可消失。

（五）辅助检查

1.X 线及 CT 检查

X 线及 CT 检查是诊断肺癌的重要手段。胸部 X 线和 CT 检查可了解癌肿大小及其与肺叶、肺段、支气管的关系。5%~10%无症状肺癌可在 X 线检查时被发现,CT 可发现 X 线检查隐藏区的早期肺癌病变。肺部可见块状阴影,边缘不清或分叶状,周围有毛刺;若有支气管梗阻,可见肺不张;若肿瘤坏死液化可见空洞;若有转移可见相应转移灶。

2.痰细胞学检查

痰细胞学检查是肺癌普查和诊断的一种简便有效的方法。肺癌表面脱落的癌细胞可随痰咳出,故痰中找到癌细胞即可确诊。

3.纤维支气管镜检查

诊断中心型肺癌的阳性率较高,可直接观察到肿瘤大小、部位及范围,并可钳取或穿刺病变组织作病理学检查,也可经支气管取肿瘤表面组织检查或取支气管内分泌物行细胞学检查。

4.正电子发射断层扫描(PET)

利用^{18}F-脱氧葡萄糖(FDG)作为示踪剂进行扫描显像。由于恶性肿瘤的糖酵解代谢高于正常细胞,FDG 在肿瘤内聚积程度大大高于正常组织,肺癌 PET 显像时表现为局部异常浓聚;可用于肺内结节和肿块的定性诊断,并能显示纵隔淋巴结有无转移。目前,PET 是肺癌定性诊断和分期的最好、最准确的无创检查。

5.其他检查

如胸腔镜、纵隔镜、经胸壁穿刺活检、转移病灶活检、胸腔积液检查、肿瘤标志物检查、剖胸探查等。

(六)治疗

尽管 80%的肺癌患者在明确诊断时已失去手术机会,但手术治疗仍然是肺癌最重要和最有效的治疗手段。然而,目前所有的各种治疗肺癌的方法效果均不能令人满意,必须适当联合应用,现在临床上常采用个体化的综合治疗,以提高肺癌治疗的效果。一般非小细胞癌以手术治疗为主,辅以化学治疗和放射治疗;小细胞癌则以化学治疗和放射治疗为主。

1.非手术治疗

(1)放射治疗:是从局部消除肺癌病灶的一种手段,主要用于处理手术后残留病灶和配合化学治疗。在各种类型的肺癌中,小细胞癌对放射治疗敏感性较高,鳞癌次之,腺癌最差。晚期或肿瘤再发患者姑息性放射治疗可减轻症状。

(2)化学治疗:分化程度低的肺癌,尤其是小细胞癌对化学治疗特别敏感,鳞癌次之,腺癌最差。化学治疗也可单一用于晚期肺癌患者以缓解症状,或与手术、放射治疗综合应用,以防止癌肿转移复发,提高治愈率。

（3）中药治疗:按患者临床症状、脉象、舌苔等辨证论治,部分患者的症状可得到改善;亦可用减轻患者的放射治疗及化学治疗的不良反应,提高机体的抵抗力,增强疗效并延长生存期。

（4）免疫治疗。①特异性免疫疗法:用经过处理的自体肺癌细胞或加用佐剂后,做皮下接种治疗。②非特异性免疫疗法:用卡介苗、短小棒状杆菌、转移因子、干扰素、胸腺素等生物制品或左旋咪唑等药物激发和增强人体免疫功能,以抵制肿瘤生长,增强机体对化学治疗药物的耐受性而提高治疗效果。

2.手术治疗

目的是彻底切除肺部原发癌肿病灶和局部及纵隔淋巴结,尽可能保留健康的肺组织。目前基本手术方式为肺切除术加淋巴结清扫。肺切除术的范围取决于病变的部位和大小。周围型肺癌,实施肺叶切除加淋巴结切除术;中心型肺癌,实施肺叶或一侧全肺切除加淋巴结切除术。

二、护理评估

(一)一般评估

1.生命体征(T、P、R、BP)

早期肺癌时,患者多无任何症状,生命体征一般表现正常,当癌肿继续长大引起较大支气管不同程度的阻塞,发生阻塞性肺炎和肺不张时,患者可出现体温偏高(发热)、心率和呼吸加快、胸闷、气促症状。

2.患者主诉

有无咳嗽、血痰、胸痛、胸闷、气促、倦怠、乏力、骨关节疼痛等症状。

3.相关记录

体重、体位、饮食、有无吸烟史、吸烟的时间和数量,有无其他伴随疾病,如糖尿病、冠状动脉粥样硬化性心脏病(冠心病)、高血压、慢性支气管炎等记录。

(二)身体评估

1.全身

患者有无咳嗽,是否为刺激性;有无咳痰,痰量及性状;有无痰中带血或咯血,咯血的量、次数;有无疼痛,疼痛的部位和性质;有无呼吸困难,全身营养状况。

2.局部

患者面部颜色有无贫血,口唇有无发绀,有无杵状指(趾),有无声音嘶哑,有无面部、颈部、上肢肿胀,有无持续胸背部疼痛、吞咽困难,甚至患侧上眼睑下垂等晚期肺癌侵犯邻近器官和组织的表现。

3.听诊肺部

早期肺癌患者,大部分听诊双肺呼吸音清,当合并肺炎时可有啰音;若晚期肺癌引起肺实变,则呼吸音强;若出现胸腔积液,则呼吸音弱。

4.叩诊

有胸腔积液时叩诊呈浊音。

(三)心理-社会评估

患者在疾病治疗过程中的心理反应与需求,了解患者对疾病的认知程度,对手术有何顾虑,有何思想负担。了解朋友及家属对患者的关心、支持程度,家庭对手术的经济承受能力。引导患者正确配合疾病的治疗和护理。

(四)辅助检查阳性结果评估

(1)血液检验:有无低蛋白血症。

(2)胸部 X 线检查:有无肺部肿块阴影,而 CT 检查因密度分辨率高,可发现一般 X 线检查隐藏区(如肺尖、膈上、脊柱旁、心后、纵隔处)的早期肺癌病变,对中心型肺癌的诊断有重要价值。

(3)PET/CT 检查:肺部肿块经^{18}F-脱氧葡萄糖(FDG)吸收、代谢显影是否明显增高(因为恶性肿瘤的糖酵解代谢高于正常细胞),并能观察纵隔淋巴结有无转移。

(4)各种内镜及其他有关手术耐受性检查等有无异常发现。

(五)治疗效果评估

1.非手术治疗评估要点

咳嗽、血痰、胸痛、胸闷、气促等症状是否改善或消失,肺部肿块阴影有无缩小或消散。放射治疗、化学治疗引起的胃纳减退、骨髓造血功能抑制等毒副作用有无好转。

2.手术治疗评估要点

术后患者生命体征是否平稳,呼吸状态如何,有无胸闷、呼吸浅快、发绀及肺部痰鸣音等;伤口是否干燥,有无渗液、渗血,伤口周围有无皮下气肿;各引流管是否通畅,引流量、颜色与性状等;术后肺膨胀情况;术后有无大出血、感染、肺不张、支气管胸膜瘘等并发症的发生。患者对术后康复训练和早期活动是否配合;对出院后的继续治疗是否清楚。

三、主要护理问题

(一)气体交换障碍

与肺组织病变、手术、麻醉、肿瘤阻塞支气管、肺膨胀不全、呼吸道分泌物潴留、肺换气功能降低等因素有关。

(二)营养失调

与肿瘤引起机体代谢增加、手术创伤等有关。

(三)焦虑与恐惧

与担心手术、疼痛、疾病的预后等因素有关。

(四)潜在并发症

(1)出血:与手术时胸膜粘连紧密、止血不彻底或血管结扎线脱落,胸腔内大量毛细血管充血及胸腔内负压等因素有关。

(2)感染、肺不张:与麻醉药的不良反应使患者的膈肌受抑制,患者术后软弱无力及疼痛等,限制了患者的呼吸运动,不能有效咳嗽排痰,导致分泌物滞留堵塞支气管有关。

(3)心律失常:与缺氧、出血及水、电解质和酸碱失衡有关。

(4)支气管胸膜瘘:与支气管缝合不严密、支气管残端血运不良或支气管缝合处感染、破裂等引发有关。

(5)肺水肿:与患者原有心脏疾病或病肺切除、余肺膨胀不全或输液量过多、速度过快,使肺泡毛细血管床容积明显减少有关,尤以全肺切除患者更为明显。

四、主要护理措施

(一)术前护理

(1)做好心理护理:护士应关心、同情患者,向患者讲解手术方式及注意事项,告知患者术后应呼吸锻炼排痰,帮助患者消除焦虑、恐惧心理。

(2)指导患者戒烟:吸烟使气管分泌物增加,必须戒烟 2 周方可手术。

(3)教会患者正确呼吸方法:指导患者行缩唇式呼吸,平卧时练习腹式呼吸,坐位或站位时练习胸式呼吸,每天 2～4 次,每次 15～20 分钟,以增加肺通气量。

(4)指导患者进行有效咳嗽、咳痰。频繁咳嗽、痰多者遵医嘱应用抗生素,雾化吸入治疗。

(5)加强营养:指导患者进食高热量、高蛋白质、富含维生素的食物,以增强机体手术耐受力。

(6)术前准备:术前 1 天备皮,做好交叉配血,洗澡以保持皮肤清洁。指导患者练习床上排便,术前晚 22 时后禁食,术前 4～6 小时禁饮。

(7)遵医嘱执行术前用药。

(二)术后护理

(1)严密观察生命体征的变化。

(2)呼吸道的管理:①保持呼吸道通畅,给予氧气吸入(流量 2～4 L/min)。术后第 2 天给予间断给氧或根据血氧饱和度监测结果,按需给氧。②协助患者有效排痰,患者取坐位或半卧位,进行 5～6 次深呼吸后,于深吸气末屏气,用力咳出痰液,同时指导家属双手保护伤口。③鼓励患者术后 2～3 天做吹水泡、吹气球运动,以促使患侧肺早期膨胀,利于呼吸功能的恢复。

(3)体位指导:①肺叶切除术后,麻醉未苏醒时采取去枕仰卧位,头偏向一侧;麻醉苏醒后应尽早改半卧位,患者头部和上身抬高 $30°～45°$,以利膈肌下降,胸腔容量扩大,利于肺通气,便于咳嗽和胸腔液体引流;也可与侧卧位交替。但病情较重、呼吸功能差者应避免完全健侧卧位,以免压迫健侧肺,限制肺通气,从而影响有效气体交换。②一侧全肺切除术后患者取半卧位或 1/4 侧卧位,避免使患者完全卧于患侧或搬运患者时剧烈震动,以免使纵隔过度移位,大血管扭曲而引起休克;同时避免完全健侧卧位,以免压迫健侧肺,造成患者严重缺氧。

(4)做好皮肤护理,每 1～2 小时更换卧位 1 次,防止压疮发生。

(5)指导及早有效清理呼吸道痰液,术后第一天方可行拍背排痰,排痰机辅助排痰,防止肺不张及肺部感染发生。

(6)胸腔闭式引流的护理。①保持胸腔闭式引流瓶连接正确:将胸腔引流管与引流瓶管连接紧密,固定,防止松动拉拖;保持其通畅,防止扭曲,确保引流瓶内长管被水淹没 3～4 cm。②保持引流通畅:如液面随呼吸运动而波动,表示引流良好;如液面波动消失,表示胸腔引流管不通或提示患侧肺已膨胀良好。如不通,可挤压引流管使之复通,仍然不通则立即通知医师处理。③保持引流处于无菌状态并防止气体进入胸腔:每天更换胸腔引流瓶 1 次,更换时注意无菌操作。先夹闭引流管再更换,以防气体进入胸腔。④术后密切观察胸腔闭式引流瓶内情况,监测生命体征,记录 24 小时胸腔引流量。疑有活动性出血时,应立即夹闭胸腔引流管,通知医师给予止血、快速补液输血,必要时行二次开胸止血。⑤做好患者下床活动时的指导:指导患者下床活动时避免引流连接处脱落,防止气体进入胸腔;活动时胸腔引流瓶不要高于患者腰部,防止引流液倒吸进胸腔。外出检查或活动度大的时候应给予预防性夹管。

(7)疼痛的护理:开胸手术创面大,胸部肌肉肋骨的牵拉,会导致术后伤口疼痛感明显,而患者可能会为了避免疼痛不敢做深呼吸运动和咳嗽排痰。因此,术后48小时内给予 PCA 止痛泵,协助患者采取舒适体位,妥善固定引流管,避免牵拉引起疼痛,给患者创造安静、舒适的环境是非常必要的。

(8)输液的护理:严格控制输液的速度和量,防止心脏负荷过重,导致肺水肿和心力衰竭;一侧全肺切除者应控制钠盐摄入,24小时补液量控制在 2 000 mL以内,速度控制在 30～40 滴/分。

(9)并发症的护理:当患者术后出现大面积肺不张时,会出现胸闷、发热,气管向患侧移位等表现;出现张力性气胸时表现为严重的呼吸困难,气管向健侧移位;在术后第 7～9 天易发生支气管胸膜瘘,护士应观察患者有无发热、刺激性咳嗽、咳脓痰等感染症状。如有发生,应立即报告医师进行处理。

(三)活动与休息

适当的活动,进行呼吸功能训练是提高患者手术的耐受性,减少手术后感染的重要方法之一,术前可采用缩唇呼气训练、爬楼梯、吹气球和有效咳嗽排痰训练等改善患者的肺功能。术后则鼓励及协助患者尽早活动,术后第 1 天,生命体征平稳后,可在床上坐起,坐在床边、双腿下垂或在床旁站立移步;术后第 2 天起,可扶持患者围绕病床在室内行走 3～5 分钟,以后根据患者情况逐渐增加活动量。活动期间,应妥善保护患者的引流管,严密观察患者病情变化,一旦出现头晕、气促、心动过速、心悸和出汗等症状时,应立即停止活动并休息。术后第 1 天开始做肩、臂关节运动,预防术侧胸壁肌肉粘连、肩关节强直及失用性萎缩。

(四)合理饮食

饮食对肺癌手术患者的康复非常重要,对术前伴营养不良者,除了经肠内增加高蛋白饮食外,也可经肠外途径补充营养,如脂肪乳剂和复方氨基酸等,以改善其营养状况。若术后患者进食后无任何不适,改为普食时,饮食以高蛋白、高热量、高维生素、易消化的食物为主,以保证营养,提高机体抵抗力,促进伤口愈合。

(五)用药护理

应严格按医嘱用药,严格掌握输液量和速度,防止前负荷过重而导致急性肺水肿。全肺切除术后应控制钠盐摄入量,24小时补液量控制在 2 000 mL 内,速度宜慢,以 20～30 滴/分为宜。记录出入液量。对于非手术综合治疗的患者,应注意观察药物的毒副作用,发现问题及时处理。

(六)心理护理

多关心、体贴患者,对患者的担心表示理解并予以安慰,给予患者发问的机会,并认真耐心地回答,以减轻其焦虑或恐惧程度。指导患者正确认识癌症,向患者及其家属详细说明手术方案,各种治疗护理的意义、方法、大致过程、配合要点与注意事项,让患者有充分的心理准备。向患者说明手术的安全性、必要性,并介绍手术成功的实例,以增强患者的信心。动员家属给患者以心理和经济方面的全力支持。

(七)改善肺泡的通气与换气功能

1.戒烟

指导并劝告患者停止吸烟。让患者了解吸烟会刺激肺、气管及支气管,使气管、支气管分泌物增加,支气管上皮纤毛活动减少或丧失活力,妨碍纤毛的清洁功能,影响痰液咳出,引起肺部感染,因此术前应戒烟 2 周以上。

2.保持呼吸道通畅

对于支气管分泌物较多、痰液黏稠者,可给予超声雾化、应用支气管扩张剂、祛痰剂等药物;合并肺部感染者,遵医嘱给予抗生素,术后则及早鼓励患者深呼吸、咳嗽、排痰;对于咳痰无力者,必要时行纤维支气管镜吸痰,术后常规吸氧2~4 L/min,可根据血气分析结果调整给氧浓度。

(八)维持胸腔引流通畅

(1)按胸腔闭式引流常规护理。

(2)病情观察:定时观察胸腔引流管是否通畅,注意负压波动,定期挤压,防止堵塞。观察引流液量、色和性状,一般术后 24 小时内引流量约 500 mL,为手术创伤引起的渗血、渗液及术中冲洗胸腔残余的液体。

(3)全肺切除术后胸腔引流管的护理:一侧全肺切除术后的患者,由于两侧胸膜腔内压力不平衡,纵隔易向手术侧移位。因此,全肺切除术后患者的胸腔引流管一般呈钳闭状态,以保证术后患侧胸壁有一定的渗液,减轻或纠正纵隔移位。随时观察患者的气管是否居中,有无呼吸或循环功能障碍。若气管明显向健侧移位,应立即听诊肺呼吸音,在排除肺不张后,可酌情放出适量的气体或引流液,气管、纵隔即可恢复中立位,但每次放液量不宜超过 100 mL,速度宜慢,避免快速多量放液引起纵隔突然移位,导致心搏骤停。

(九)健康教育

1.早期诊断

40岁以上人群应定期进行胸部 X 线普查,尤其是反复呼吸道感染、久咳不愈或咳血痰者,应提高警惕,做进一步的检查。

2.戒烟

使患者了解吸烟的危害,劝其戒烟。

3.疾病康复

(1)指导患者出院回家后数周内,坚持进行腹式深呼吸和有效咳嗽,以促进肺膨胀。出院后半年不得从事重体力活动。

(2)保持良好的口腔卫生,如有口腔疾病应及时治疗。注意环境空气新鲜,避免出入公共场所或与上呼吸道感染者接近。避免居住或工作于布满灰尘、烟雾及化学刺激物品的环境。

(3)对需进行放射治疗和化学治疗的患者,指导其坚持完成放射治疗和化学治疗的疗程,并告知注意事项以提高疗效,定期返院复查。

(4)若有伤口疼痛、剧烈咳嗽及咯血等症状或有进行性倦怠情形,应返院复诊。

(5)保持良好的营养状况,注意每天保持充分休息与活动。

五、护理效果评估

(1)患者呼吸功能改善,无气促、发绀等缺氧征象;咳嗽咳痰减少或消失。

(2)营养状况改善;体重有所增加。

(3)焦虑减轻。

(4)未发生并发症,或并发症得到及时发现和处理。

第七章

妇科常见病的护理

第一节　慢性宫颈炎

慢性宫颈炎是妇科常见病之一。正常情况下,宫颈具有多种防御功能,但宫颈易受性交、分娩及宫腔操作的损伤,引起感染,一旦发生感染,病原体很难被完全清除,久而导致慢性宫颈炎。近年来,随着性传播疾病的增加,宫颈炎已经成为常见疾病。由于长期慢性宫颈炎症可诱发宫颈癌,故应及时诊断与治疗。

一、护理评估

(一)健康史

1.病因评估

主要见于感染性流产、产褥期感染、宫颈损伤和阴道异物并发感染,多由急性宫颈炎未治疗或治疗不彻底导致。主要致病菌是葡萄球菌、链球菌、大肠埃希菌和厌氧菌,其次为性传播疾病的病原体,如沙眼衣原体、淋病奈瑟菌,单纯疱疹病毒与慢性宫颈炎的发生也有关系。

2.病史评估

了解婚育史、分娩史、流产及妇科手术后有无损伤;有无性传播疾病的发生;有无急性盆腔炎的感染史及治疗情况;有无不良卫生习惯。

3.病理评估

(1)宫颈糜烂:宫颈糜烂是慢性宫颈炎最常见的病理类型。由宫颈外口处鳞状上皮坏死脱落,被颈管柱状上皮增生覆盖,使宫颈外口处的宫颈阴道部外观呈细颗粒状的红色区,称为宫颈糜烂。根据病理组织形态结合临床,宫颈糜烂可分3种类型。①单纯型糜烂:炎症初期,鳞状上皮脱落后,仅由单层柱状上皮覆盖,表面平坦。②颗粒型糜烂:炎症继续发展,柱状上皮过度增生并伴有间质增生,糜烂面凹凸不平,呈颗粒状。③乳突型糜烂:柱状上皮和间质继续增生,糜烂面高低不平更加明显,呈乳突状突起。根据糜烂面的面积大小,宫颈糜烂分为3度(图7-1):糜烂面积小于宫颈面积的1/3为轻度糜烂;糜烂面积占宫颈面积的1/3~2/3为中度糜烂;糜烂面积大于宫颈面积的2/3为重度糜烂。根据糜烂深度,宫颈糜烂分为:单纯型、颗粒型、乳突型。描写宫颈糜烂时,应同时表示糜烂面积和深度,如中度糜烂颗粒型。

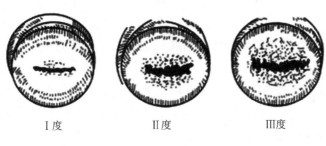

| Ⅰ度 | Ⅱ度 | Ⅲ度 |

图 7-1 宫颈糜烂分度

(2)宫颈肥大:由于慢性炎症的长期刺激,宫颈组织充血、水肿,腺体及间质增生,使宫颈肥大,但表面光滑。

(3)宫颈息肉:慢性炎症长期刺激使宫颈局部黏膜增生,子宫有排出异物的倾向,进而使增生的黏膜逐渐自基底层向宫颈外口突出而形成息肉。息肉为一个或多个不等,色鲜红、质脆、易出血(图7-2)。由于炎症持续存在,息肉去除后常有复发。

(4)宫颈腺囊肿:在宫颈糜烂愈合的过程中,新生的鳞状上皮覆盖宫颈腺管口或伸入腺管,将腺管口堵塞。腺管周围的结缔组织增生或瘢痕形成,压迫腺管,使腺管变窄甚至堵塞,腺体分泌物引流受阻、潴留而形成囊肿(图7-3)。囊肿表面光滑,呈白色或淡黄色。

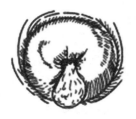

图 7-2 宫颈息肉

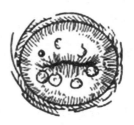

图 7-3 宫颈腺囊肿

(5)宫颈黏膜炎:宫颈黏膜炎又称宫颈管炎,病变局限于宫颈管黏膜及黏膜下组织充血、红、肿,向外突出。

(二)身心状况

1.症状

白带增多,多数呈乳白色黏液状,也可为淡黄色脓性。如有宫颈息肉时为血性白带或性交后出血。一旦炎症沿宫骶韧带扩散至盆腔时,患者可有腰骶部疼痛、下坠感,因黏稠脓性白带不利于精子穿透而致不孕。

2.体征

妇科检查可见宫颈有不同程度的糜烂、囊肿、肥大或息肉。

3.心理-社会状况

由于白带增多、腰骶部不适,加之病程长、有异味及外阴不适等,患者常常焦虑不安,接触性出血者担心癌变,思想压力大,因此,应详细评估患者心理-社会状态及其家属态度。

(三)辅助检查

宫颈刮片细胞学检查,排除宫颈癌,必要时宫颈活检,协助明确宫颈病变性质。

二、护理诊断及合作性问题

(1)焦虑及恐惧:与缺乏相关知识及担心癌变有关。

(2)舒适改变:与分泌物增多、下腹及腰骶部不适有关。

(3)组织完整性受损:与宫颈糜烂有关。

三、护理目标

(1)产妇的情绪稳定,能配合护理人员与家人采取有效应对措施。

(2)患者分泌物减少,性状转为正常,舒适感增加。

(3)患者病情得到及时控制,无组织完整性受损。

四、护理措施

(一)一般护理

告知患者注意外阴清洁卫生,每天更换内裤,定期妇科检查。

(二)心理护理

让患者了解慢性宫颈炎的发病原因、临床表现、治疗方法及注意事项,解除患者焦虑心理,鼓励患者积极配合治疗。

(三)治疗护理

1.治疗原则

以局部治疗为主,根据临床特点选用物理治疗、药物治疗、手术治疗。在治疗前先排除宫颈癌。

2.治疗配合

(1)物理治疗:物理疗法是目前治疗慢性宫颈炎效果较好、疗程最短的方法,因而较为常用。用物理方法将宫颈糜烂面上皮破坏,使之坏死脱落后,由新生的鳞状上皮覆盖。常用的方法有宫颈激光、冷冻、红外线凝结疗法及微波疗法等。治疗时间是月经干净后的 3~7 天。

(2)手术治疗:宫颈息肉可手术摘除,宫颈肥大、宫颈糜烂较深者且累及宫颈管者可做宫颈锥形切除。

(3)药物治疗:适宜于糜烂面小、炎症浸润较浅者,可局部涂硝酸银、铬酸、中药等,现已少用。目前临床多用康妇特栓剂,简便易行,疗效满意,每天放入阴道1 枚,连续 7~10 天。

3.病情监护

物理治疗后分泌物增多,甚至有多量水样排液,术后 1~2 周脱痂时可有少量出血,创口愈合需4~8 周,故应嘱患者保持外阴清洁,注意 2 个月内禁止性生活和盆浴,2 次月经干净后复查,效果欠佳者可进行第二次治疗。

五、健康指导

向患者传授防病知识,积极治疗急性宫颈炎;告知患者定期做妇科检查,发现炎症排除宫颈癌后予以积极治疗;避免分娩或器械损伤宫颈;产后发现宫颈裂伤应及时缝合。此外,应注意个人卫生,加强营养,增强体质。

六、护理评价

(1)患者主要症状是否明显改善,甚至完全消失。

(2)患者焦虑情绪是否缓解,是否能正确复述,预防及治疗此疾病的相关知识。

第二节 盆 腔 炎 症

女性内生殖器及其周围的结缔组织、盆腔腹膜发生炎症时称为盆腔炎,包括子宫内膜炎、输卵管炎、输卵管卵巢脓肿或囊肿、盆腔腹膜炎。炎症局限于一个部位,也可同时累及几个部位,最常见的是输卵管炎及输卵管卵巢炎,单纯的子宫内膜炎或卵巢炎较少见。盆腔炎分急性和慢性,是妇科常见病,多见于生育妇女。

急性盆腔炎主要病因有:①宫腔内手术操作后感染(如刮宫术、输卵管通液术、子宫输卵管造影术、宫腔镜检查、放置宫内节育器等,由于手术消毒不严格或术前适应证选择不当),引起炎症发作或扩散(生殖器原有慢性炎症经手术干扰也可引起急性发作并扩散)。②产后或流产后感染(分娩或流产后妊娠组织残留、阴道出血时间过长,或手术器械消毒不严格、手术无菌操作不严格,均可发生急性盆腔炎)。③经期卫生不良(使用不洁的月经垫、经期性交等,均可引起病原体侵入而导致炎症)。④不洁性生活史、早年性交、多个性伴侣、性交过频可致性传播疾病的病原体入侵,引起炎症。⑤邻近器官炎症蔓延(阑尾炎、腹膜炎等蔓延至盆腔,致炎症发作)。⑥慢性盆腔炎急性发作:慢性盆腔炎(chronic pelvic inflammatory disease,CPID)常因急性盆腔炎治疗不彻底、不及时或患者体质较弱,病程迁延而致。其病情较顽固,当机体抵抗力较差时,可急性发作。

一、护理评估

(一)健康史

1.病因评估

评估急性盆腔炎的病因。急性盆腔炎如未彻底治疗,病程迁延而发生慢性盆腔炎,当机体抵抗力下降时,容易急性发作。

2.病史评估

了解有无手术、流产、引产、分娩、宫腔操作后感染史。有无经期性生活、使用不洁卫生巾及性生活紊乱,有无急性盆腔炎病史及原发性不孕史等。

3.病理评估

慢性盆腔炎的病理表现如下。①慢性子宫内膜炎:多见于产后、流产后或剖宫产后,因胎盘胎膜残留或子宫复旧不良致感染;也可见老年妇女绝经后雌激素低下,子宫内膜菲薄而易受细菌感染,严重者宫颈管粘连形成宫腔积脓。②慢性输卵管炎与输卵管积水:慢性输卵管炎最常见,多为双侧性,输卵管呈轻度或中度肿大,伞端可闭锁并与周围组织粘连。输卵管峡部的黏膜上皮和纤维组织增厚粘连,使输卵管呈结节性增厚,称为结节性输卵管炎。当伞端及峡部粘连闭锁,浆液性渗出物积聚而形成输卵管积水,其表面光滑,管壁薄,形似腊肠。③输卵管卵巢炎及输卵管卵巢囊肿:当输卵管炎症波及卵巢时可互相粘连形成炎性包块,或伞端与卵巢粘连贯通,液体渗出而形成输卵管卵巢脓肿,脓液被吸收后可形成输卵管卵巢囊肿。④慢性盆腔结缔组织炎:炎症蔓延至宫骶韧带,使纤维组织增生、变硬。若蔓延范围广泛,子宫固定,宫颈旁组织也增厚变硬,形成"冰冻骨盆"。

(二)身心状况

1.急性盆腔炎

(1)症状:下腹疼痛伴发热,重者可有寒战、高热、头痛、食欲缺乏、腹胀等,呈急性病容,体温升高,心率快,呼吸急促、表浅。

(2)体征:下腹部有压痛、反跳痛及腹肌紧张,肠鸣音减弱或消失。妇科检查见阴道充血,可有大量脓性分泌物从宫颈口外流;穹隆触痛明显;宫颈举痛;宫体增大,有压痛,活动受限;子宫两侧压痛明显,若有脓肿形成,可触及包块且压痛明显。

2.慢性盆腔炎

(1)症状:全身症状多不明显,有时可有低热,全身不适,易疲劳。下腹痛、腰痛、肛门坠胀、月经期或性交后症状加重,也可有月经失调,痛经或经期延长。输卵管阻塞可致不孕。

(2)体征:子宫常呈后位,活动受限,粘连固定,输卵管炎可在子宫一侧或两侧触到增厚的输卵管,呈条索状,输卵管卵巢积水或囊肿可摸到囊性肿物。

(三)辅助检查

急性盆腔炎做血常规检测:白细胞计数增高,尤其是中性白细胞计数升高明显表示已感染。慢性盆腔炎一般无明显异常,急性发作时可出现血常规各指标增高。

二、护理诊断及合作性问题

(1)焦虑:与病情严重或病程长、疗效不明显,担心生育功能有关。

(2)体温过高:与盆腔急性感染有关。

(3)疼痛:与急性盆腔炎引起下腹部腹膜炎或慢性盆腔炎导致盆腔淤血及粘连有关。

三、护理目标

(1)产妇的情绪稳定,焦虑缓解,能配合护理人员与家人采取有效应对措施。
(2)患者体温正常,无感染发生,生命体征平稳。
(3)患者疼痛减轻或消失,舒适感增加。

四、护理措施

(一)一般护理

加强健康卫生教育,指导患者安排好日常生活,避免过度劳累。增加营养,提高机体抵抗力。合理锻炼身体,可参加慢跑、散步、打太极拳、进行各种球类运动等。

(二)心理护理

让患者及其家属了解急慢性盆腔炎相关知识,和患者及其家属一起商定治疗计划,同时关心患者疾苦,耐心倾听患者诉说,尽可能满足患者需求,除其思想顾虑,减轻其担心、焦虑及恐惧的心理,增强患者对治疗的信心,使之积极配合治疗和护理。

(三)病情监护

观察体温、小腹疼痛、腰痛等症状。

(四)治疗护理

1.治疗原则

(1)急性盆腔炎:以控制感染为主,辅以支持疗法及手术治疗。根据药物敏感试验选择抗生素,一般通过联合用药以尽快控制感染。手术治疗针对脓肿形成或破裂的患者。

(2)慢性盆腔炎:采用综合治疗包括药物治疗(用抗生素的同时加糜蛋白酶或透明质酸和地塞米松,以防粘连,促进炎症吸收)、中医治疗以(以清热利湿,活血化瘀,行经止痛为主)、手术治疗(盆腔脓肿、输卵管积水或输卵管囊肿)、物理疗法(用短波、超短波、激光等,促进血液循环,提高新陈代谢,利于炎症吸收),同时增强局部和全身的抵抗力。

2.用药护理

按医嘱给予足量有效的抗生素,注意用药的剂量、方法及注意事项,观察输液反应等。

3.对症护理

(1)减轻疼痛:腹痛、腰痛时注意休息,防止受凉,必要时遵医嘱给镇静止痛药以缓解症状。

(2)促进睡眠:若患者睡眠不佳,可在睡前热水泡脚,关闭照明设施,保持室内安静,必要时服用镇静药物。

(3)高热时宜采用物理降温;腹胀行胃肠减压;注意纠正电解质紊乱和酸碱失衡。为手术患者做好术前准备、术中配合及术后护理。

五、健康指导

(1)做好经期、孕期及产褥期卫生宣教;指导患者保持性生活卫生,减少性传播疾病,经期禁止性交。

(2)指导患者保持良好的个人卫生习惯,增加营养,积极锻炼身体,增强体质。

六、护理评价

(1)患者主要症状是否改善,舒适感是否增加。

(2)患者焦虑情绪是否缓解,是否能正确复述此疾病的相关知识。

第三节 功能失调性子宫出血

功能失调性子宫出血(dysfunctional uterine bleeding,DUB)简称功血,为妇科常见病。它是由于调节生殖系统的神经内分泌机制失常引起的异常子宫出血,而全身及内、外生殖器官无器质性病变存在,常表现为月经周期长短不一、经期延长、经量过多或不规则阴道出血。功血可分为排卵性功血和无排卵性功血两类,约85%患者属无排卵性功血。功血可发生于月经初潮至绝经期间的任何年龄,约50%患者发生于绝经前期,育龄期约占30%,青春期约占20%。

一、护理评估

(一)健康史

1.无排卵性功血

(1)青春期:与下丘脑-垂体-卵巢轴调节功能未健全有关,过度劳累、精神紧张、恐惧、忧伤、环境及气候改变等应激刺激,以及肥胖、营养不良等因素易导致下丘脑-垂体-卵巢轴调节功能紊乱,卵巢不能排卵。

(2)绝经过渡期:因卵巢功能衰退,卵巢对促性腺激素敏感性降低,卵泡在发育过程中因退行性变而不能排卵。

(3)生育期:可因内、外环境改变,如劳累、应激、流产、手术或疾病等引起短暂无排卵;也可因肥胖、多囊卵巢综合征、高催乳素血症等因素长期存在,引起持续无排卵。

2.排卵性功血

黄体功能不足原因在于神经内分泌调节功能紊乱,导致卵泡期卵泡刺激素(FSH)缺乏,卵泡发育缓慢,雌激素分泌减少,正反馈作用不足,黄体生成素(LH)峰值不高,使黄体发育不全、功能不足。子宫内膜不规则脱落者是由于下丘脑-垂体-卵巢轴调节功能紊乱或黄体机制异常导致萎缩过程延长。

评估时注意了解患者的发病年龄、月经史、婚育史及发病诱因,有无性激素治疗不当及全身性出血性疾病史。

(二)身体状况

1.月经紊乱

(1)无排卵性功血:最常见的症状是子宫不规则性出血,特点是月经周期紊乱,经期长短不一,经量多少不定。可先有数周或数月停经,然后阴道流血,量较多,持续2～3周或更长时间,不易自止,无腹痛或其他不适。

(2)排卵性功血:黄体功能不足者月经周期缩短,月经频发(月经周期短于21天),不易受孕或怀孕早期易流产;子宫内膜不规则脱落者月经周期正常,但经期延长,长达9～10天,多发生于产后或流产后。

2.贫血

因出血多或时间长,患者出现头晕、乏力、面色苍白等贫血征象。

3.体格检查

体格检查包括全身检查和妇科检查,排除全身性疾病及生殖器官器质性病变。

(三)心理-社会状况

青春期患者常因害羞而影响及时诊治,生育期患者担心影响生育而焦虑,围绝经期患者因治疗效果不佳或怀疑为恶性肿瘤而焦虑、紧张、恐惧。

（四）辅助检查

1.诊断性刮宫

诊断性刮宫可了解子宫内膜反应、子宫内膜病变,达到止血的目的。不规则流血者可随时刮宫,用以止血。确定有无排卵或黄体功能,于月经前一天或者月经来潮 6 小时内做诊断性刮宫,无排卵性功血的子宫内膜呈增生期改变,黄体功能不足显示子宫内膜分泌不良。子宫内膜不规则脱落,于月经周期第 5～6 天进行诊断性刮宫,增生期与分泌期子宫内膜共存。

2.B 超检查

了解子宫内膜厚度及生殖器官有无器质性改变。

3.血常规及凝血功能检查

了解有无贫血、感染及凝血功能障碍。

4.宫腔镜检查

直接观察子宫内膜,选择病变区进行活组织检查。

5.卵巢功能检查

判断卵巢有无排卵或黄体功能。

（五）处理要点

1.无排卵性功血

青春期和生育期患者以止血、调整周期、促排卵为原则。围绝经期患者以止血、防止子宫内膜癌变为原则。

2.排卵性功血

黄体功能不足的治疗原则是促进卵泡发育,刺激黄体功能及黄体功能替代,分别应用氯米芬、人绒毛膜促性腺激素和孕酮;子宫内膜不规则脱落的治疗原则是促使黄体及时萎缩,子宫内膜及时完整脱落,常用药物有孕激素和人绒毛膜促性腺激素。

二、护理问题

（一）潜在并发症

贫血。

（二）知识缺乏

缺乏性激素治疗的知识。

(三)有感染的危险

与经期延长、机体抵抗力下降有关。

(四)焦虑

与性激素使用及药物不良反应有关。

三、护理措施

(一)一般护理

患者体质往往较差,应加强营养,改善全身情况,可补充铁剂、维生素 C 和蛋白质。成人体内大约每 100 mL 血中含 50 mg 铁,行经期妇女,每天从食物中吸收铁 0.7～2.0 mg,经量多者应额外补充铁。向患者推荐含铁较多的食物,如猪肝、胡萝卜、葡萄干等。按照患者的饮食习惯,为患者制订适合于个人的饮食计划,保证患者获得足够的营养。

(二)病情观察

观察并记录患者的生命体征、出量及入量,嘱患者保留出血期间使用的会阴垫及内裤,以便更准确地估计出血量。出血较多者,督促其卧床休息,避免过度疲劳和剧烈活动;贫血严重者,遵医嘱做好配血、输血、止血措施,执行治疗方案,维持患者正常血容量。

(三)对症护理

1.无排卵性功血

(1)止血:对大量出血患者,要求在性激素治疗 8 小时内见效,24～48 小时内出血基本停止,若 96 小时以上仍不止血者,应考虑有器质性病变存在。

性激素止血。①雌激素:应用大剂量雌激素可迅速提高血内雌激素浓度,促使子宫内膜生长,短期内修复创面而止血,主要用于青春期功血。目前多选用妊马雌酮 2.5 mg 或己烯雌酚 1～2 mg。②孕激素:适用于体内已有一定水平雌激素的患者。常用药物如甲羟孕酮或炔诺酮,用药原则同雌激素。③雄激素:拮抗雌激素、增加子宫平滑肌及子宫血管张力而减少出血,主要用于围绝经期功血患者的辅助治疗,可随时停用。④联合用药:止血效果优于单一药物,可用三合激素或口服短效避孕药,血止后逐渐减量。

刮宫术:止血及排除子宫内膜癌变,适用于年龄＞35 岁、药物治疗无效或存在子宫内膜癌高危因素的患者。

其他止血药:卡巴克洛和酚磺乙胺可减少微血管的通透性,氨基己酸、氨甲苯酸、氨甲环酸等可抑制纤维蛋白溶酶,有减少出血量的辅助作用,但不能依赖其止血。

(2)调整月经周期:一般连续用药3个周期。在此过程中务必积极纠正贫血,加强营养,以改善体质。

雌、孕激素序贯疗法:人工周期,通过模拟自然月经周期中卵巢的内分泌变化,将雌、孕激素序贯应用,使子宫内膜发生相应变化,引起周期性脱落,适用于青春期功血或生育期功血者,可诱发卵巢自然排卵。雌激素自月经来潮第5天开始用药,妊马雌酮1.25 mg或己烯雌酚1 mg,每晚1次,连服20天,于服雌激素最后10天加用甲羟孕酮,每天10 mg,两药同时用完,停药后3～7天出血;于出血第5天重复用药,一般连续使用3个周期。用药2～3个周期后,患者常能自发排卵。

雌、孕激素联合疗法:可周期性口服短效避孕药,适用于生育期功血、内源性雌激素水平较高者或绝经过渡期功血者。

后半周期疗法:于月经周期的后半周期开始(撤药性出血的第16天)服用甲羟孕酮,每天10 mg,连服10天为1个周期,共3个周期为一个疗程,适用于青春期或绝经过渡期功血者。

(3)促排卵:适用于育龄期功血者。常用药物如氯米芬、人绒毛膜促性腺激素等。于月经第5天开始每天口服氯米芬50 mg,连续5天,以促进卵泡发育。B超监测卵泡发育接近成熟时,可大剂量肌内注射人绒毛膜促性腺激素5 000 U,以诱发排卵。青春期不提倡使用。

(4)手术治疗:以刮宫术最常用,既能明确诊断,又能迅速止血。绝经过渡期出血患者激素治疗前宜常规刮宫,最好在子宫镜下行分段诊断性刮宫,以排除子宫内细微器质性病变。对青春期功血刮宫应持慎重态度,必要时行子宫次全切除或子宫切除术。

2.排卵性功血

(1)黄体功能不足:药物治疗如下。①黄体功能替代疗法:自排卵后开始每天肌内注射孕酮10 mg,共10～14天,用以补充黄体分泌孕酮的不足。②黄体功能刺激疗法:通常应用人绒毛膜促性腺激素以促进及支持黄体功能,于基础体温上升后开始,隔天肌内注射人绒毛膜促性腺激素1 000～2 000 U,共5次,可使血浆孕酮明显上升,随之正常月经周期恢复。③促进卵泡发育:于月经第5天开始,每晚口服氯米芬50 mg,共5天。

(2)子宫内膜不规则脱落:药物治疗如下。①孕激素:自排卵后第1～2天或下次月经前10~14天开始,每天口服甲羟孕酮10 mg,连续10天,有生育要求可肌内注射孕酮。②人绒毛膜促性腺激素:用法同黄体功能不足。

3.性激素治疗的注意事项

(1)严格遵医嘱正确用药,不得随意停服或漏服,以免使用不当引起子宫出血。

(2)药物减量必须按规定在血止后开始,每3天减量1次,每次减量不超过原剂量的1/3,直至维持量,持续用至血止后20天停药。

(3)雌激素口服可能引起恶心、呕吐等胃肠道反应,可饭后或睡前服用,对存在血液高凝倾向或血栓性疾病史者禁忌使用。

(4)雄激素用量过大可能出现男性化的不良反应。

(四)预防感染

(1)测体温、脉搏。

(2)指导患者保持会阴部清洁,出血期间禁止盆浴及性生活。

(3)注意有无腹痛等生殖器官感染征象。

(4)按医嘱使用抗生素。

(五)心理护理

注意情绪调节,避免过度紧张与精神刺激。特别是青春期少女,父母们不仅要关注女孩的学习状况与膳食状况,还要重视女孩的情绪变化,与其多沟通,了解其内心世界的变化,帮助其释放不良情绪,以使其保持相对稳定的精神-心理状态,避免情绪上的大起大落。

(六)健康指导

(1)宜清淡饮食,多食富含维生素C的新鲜瓜果、蔬菜;注意休息,保持心情舒畅。

(2)强调严格掌握雌激素的适应证,并合理使用,对更年期及绝经后妇女更应慎用,应用时间不宜过长,量不宜大,并应严密观察反应。

(3)月经期避免剧烈运动,禁止盆浴及性生活,保持会阴部清洁。

第四节　围绝经期综合征

绝经是每一个妇女生命过程中必然发生的生理过程。绝经提示卵巢功能衰退,生殖功能终止,绝经过渡期是指围绕绝经前、后的一段时期,包括从绝经前出现与绝经有关的内分泌、生理学和临床特征起,至最后一次月经后一年。

围绝经期综合征(menopausal syndrome,MPS)以往称为更年期综合征,是指妇女在绝经前、后由于卵巢功能衰退、雌激素水平波动或下降所致的以自主神经功能紊乱为主,伴有神经心理症状的一组综合征。它多发生于 45～55 岁时,约 2/3 的妇女出现不同程度的低雌激素血症引发的一系列症状。绝经分为自然绝经和人工绝经,自然绝经是指卵巢内卵泡生理性耗竭所致的绝经;人工绝经是指双侧卵巢经手术切除或受放射线损坏导致的绝经;后者更易发生围绝经期综合征。

一、护理评估

(一)健康史

了解患者的发病年龄、职业、文化水平及性格特征,询问月经情况及生育史,有无卵巢切除或盆腔肿瘤放射治疗,有无心血管疾病及其他疾病病史。

(二)身体状况

1.月经紊乱

半数以上妇女出现 2～8 年无排卵性月经,表现为月经频发、不规则子宫出血、月经稀发(月经周期超过 35 天)直至绝经,少数妇女可突然绝经。

2.雌激素下降相关征象

(1)血管舒缩症状:主要表现为潮热、出汗,是血管舒缩功能不稳定的表现,是围绝经期综合征最突出的特征性症状。潮热起自前胸,涌向头颈部,然后波及全身。在潮红的区域患者感到灼热,皮肤发红,紧接着大量出汗,持续数秒至数分钟不等。此种血管功能不稳定可历时 1 年,有时长达 5 年或更长。

(2)精神神经症状:常有焦虑、抑郁、激动、喜怒无常、脾气暴躁、记忆力下降、注意力不集中、失眠多梦等。

(3)泌尿生殖系统症状:出现阴道干燥、性交困难及老年性阴道炎,排尿困难、尿频、尿急、尿失禁及反复发作的尿路感染。

(4)心血管疾病:绝经后妇女冠状动脉粥样硬化性心脏病(简称冠心病)、高血压和脑出血的发病率及死亡率逐渐增加。

(5)骨质疏松症:绝经后约有 25% 的妇女患有骨质疏松症、腰酸背痛、腿抽搐、肌肉关节疼痛等。

3.体格检查

全身检查时注意血压、精神状态、皮肤、毛发、乳房改变及心脏功能,妇科检查时注意生殖器官有无萎缩、炎症及张力性尿失禁。

(三)心理-社会状况

因家庭和社会环境的变化或绝经前曾有精神状态不稳定等,更易引起患者心情不畅、忧虑、多疑、孤独等。

(四)辅助检查

根据患者的具体情况不同,可选择血常规、尿常规、心电图及血脂检查、B超、宫颈刮片及诊断性刮宫等。

(五)处理要点

1.一般治疗

加强心理治疗及体育锻炼,补充钙剂,必要时选用镇静剂、谷维素。

2.激素替代疗法

补充雌激素是关键,可改善症状、提高生活质量。

二、护理问题

(一)自我形象紊乱

与对疾病不正确认识及精神神经症状有关。

(二)知识缺乏

缺乏性激素治疗相关知识。

三、护理措施

(一)一般护理

改善饮食,摄入高蛋白质、高维生素、高钙的食物,必要时可补充钙剂,能延缓骨质疏松症的发生,达到抗衰老效果。

(二)病情观察

(1)观察月经改变情况,注意经量、周期、经期有无异常。

(2)观察面部潮红的时间和程度。

(3)观察血压波动、心悸、胸闷及情绪变化。

(4)观察骨质疏松症的影响,如关节酸痛、行动不便等。

(5)观察情绪变化,如情绪不稳定、易怒、易激动、多言多语、记忆力降低。

(三)用药护理

指导应用性激素。

1.适应证

性激素主要用于治疗雌激素缺乏所致的潮热多汗、精神症状、老年性阴道炎、尿路感染,预防存在高危因素的心血管疾病、骨质疏松症等。

2.药物选择及用法

在医师指导下使用,尽量选用天然性激素,剂量个体化,以最小有效量为佳。

3.禁忌证

原因不明的子宫出血、肝胆疾病、血栓性静脉炎及乳腺癌等。

4.注意事项

(1)雌激素剂量过大可引起乳房胀痛、白带多、头痛、水肿、色素沉着、体重增加等,可酌情减量或改用雌三醇。

(2)用药期间可能发生异常子宫出血,多为突破性出血,但应排除子宫内膜癌。

(3)较长时间的口服用药可能影响肝功能,应定期复查肝功能。

(4)单一雌激素长期应用,可使子宫内膜癌危险性增加,雌、孕激素联合用药能够降低风险。坚持体育锻炼,多参加社会活动;定期健康体检,积极防治围绝经期妇女常见病。

(四)心理护理

使患者及其家属了解围绝经期是必然的生理过程,介绍减轻压力的方法,改变患者的认知、情绪和行为,使其正确评价自己。

(五)健康指导

(1)向围绝经期妇女及其家属介绍绝经是一个生理过程,绝经发生的原因及绝经前、后身体将发生的变化,帮助患者消除因绝经变化产生的恐惧心理,并对将发生的变化做好心理准备。

(2)介绍绝经前、后减轻症状的方法:适当的摄取钙质和维生素 D,坚持锻炼如散步、骑自行车等,合理安排工作,注意劳逸结合。

(3)定期普查:更年期妇女最好半年至一年进行 1 次体格检查,包括妇科检查和防癌检查,有选择地做内分泌检查。

(4)绝经前行双侧卵巢切除术者,宜适时补充雌激素。

第八章

产科常见病的护理

第一节 催产与引产

一、概述

(一)定义

1.催产

催产是指正式临产后因宫缩乏力需用人工及药物等方法,加强宫缩促进产程进展,以减少由于产程延长而导致母儿并发症。催产常用方法包括人工破膜、缩宫素应用、刺激乳头、自然催产法(如活动、变换体位、进食饮水、放松等)。

2.引产

引产是指在自然临产之前通过药物等手段使产程发动,达到分娩的目的,是产科处理高危妊娠常用的手段之一。引产是否成功主要取决于子宫颈(简称宫颈)成熟的程度,但如果应用不得当,将危害母儿健康,因此,应严格掌握引产的指征、规范操作,以减少并发症的发生。促子宫颈成熟的目的是促进宫颈变软、变薄并扩张,降低引产失败率、缩短从引产到分娩的时间。若引产指征明确,但宫颈条件不成熟,应采取促宫颈成熟的方法。

(二)主要作用机制

1.催产

通过输入人工合成缩宫素和/或刺激内源性缩宫素的分泌,增加缩宫素与体内缩宫素受体的结合,达到诱发和增强子宫收缩的目的。

2.引产

通过在子宫颈口放置前列腺素制剂,改变宫颈状态,宫颈变软、变薄并扩张,或通过人工破膜、机械性扩张等,刺激内源性前列腺素释放,诱发宫缩,从而促使产程发动,达到分娩的目的。

(三)原则

严格掌握催产和引产的指征、规范操作,以减少并发症的发生。

二、护理评估

(一)健康史

既往病史、孕产史、分娩史、月经周期及末次月经、本次妊娠经过,查看历次产前检查记录,核对孕周。

(二)生理状况

1.评价宫颈成熟度

目前公认的评估成熟度常用的方法是 Bishop 评分法,包括宫口开大、宫颈管消退、先露位置、宫颈硬度、宫口位置 5 项指标,满分 13 分,评分≥6 分提示宫颈成熟。评分越高,引产成功率越高。评分<6 分,提示宫颈不成熟,需要促宫颈成熟。

2.产科检查

判断是否临产及产程进展(有规律宫缩及每小时 1 cm 的宫口开大)、判断母儿头盆关系。

3.辅助检查

行胎心监护,了解胎儿宫内状况;行超声检查,了解胎盘功能及胎儿成熟度。

(三)适应证和禁忌证

1.引产的主要指征

(1)延期妊娠(妊娠已达 41 周仍未临产者)或过期妊娠。

(2)妊娠期高血压疾病:达到一定孕周并具有阴道分娩条件者。

(3)母体合并严重疾病需提前终止妊娠,如严重的糖尿病、高血压、肾病等。

(4)足月妊娠胎膜早破,2 小时以上未临产者。

(5)胎儿及其附属物因素,如严重胎儿生长受限、死胎及胎儿严重畸形;附属物因素如羊水过少、生化或生物物理监测指标提示胎盘功能不良,但胎儿尚能耐受宫缩者。

2.引产绝对禁忌证

(1)孕妇严重合并症及并发症,不能耐受阴道分娩者或不能阴道分娩者(如心功能衰竭、重型肝肾疾病、重度子痫前期并发器官功能损害者等)。

(2)子宫手术史,主要是指古典式剖宫产术,未知子宫切口的剖宫产术,穿透子宫内膜的肌瘤剔除术,子宫破裂史等。

(3)完全性及部分性前置胎盘和前置血管。

(4)明显头盆不称,不能经阴道分娩者。

(5)胎位异常,如横位、初产臀位估计经阴道分娩困难者。

(6)宫颈浸润癌。

(7)某些生殖道感染性疾病,如疱疹感染活动期。

(8)未经治疗的获得性人类免疫缺陷病毒感染者。

(9)对引产药物过敏者。

(10)其他:包括生殖道畸形或有手术史,软产道异常,产道阻塞,估计经阴道分娩困难者;严重胎盘功能不良,胎儿不能耐受阴道分娩者;脐带先露或脐带隐性脱垂者。

3.引产相对禁忌证

(1)臀位(符合阴道分娩条件者)。

(2)羊水过多。

(3)双胎或多胎妊娠。

(4)分娩次数≥5次者。

4.催产主要适应证

宫颈成熟的引产,协调性子宫收缩乏力,死胎,无明显头盆不称者。

5.缩宫素应用禁忌证

(1)胎位异常或子宫张力过大,如羊水过多、巨大儿或多胎时避免使用。

(2)多次分娩史(6次以上)避免使用。

(3)瘢痕子宫(既往有古典式剖宫产术史)且胎儿存活者禁用。

6.前列腺素制剂应用禁忌证

(1)孕妇有下列疾病,包括哮喘、青光眼、严重肝肾功能不全、急性盆腔炎、前置胎盘或不明原因阴道流血等。

(2)有急产史或有 3 次以上足月产史的经产妇。

(3)瘢痕子宫妊娠。

(4)有子宫颈手术史或子宫颈裂伤史。

(5)已临产。

(6)Bishop 评分≥6 分。

(7)胎先露异常。

(8)可疑胎儿窘迫。

(9)正在使用缩宫素。

(10)对地诺前列酮或任何赋形剂成分过敏者。

(四)心理-社会因素

(1)渴望完成分娩,难以忍受缓慢的产程进展,管理"不确定"有困难。

(2)担心孩子在子宫内的情况,又担心催产、引产方法及药物对孩子不好。

(3)害怕疼痛,自感无力应对,担心强烈的子宫收缩会导致子宫破裂。

(4)担心引产不成功,要做剖宫产。

三、护理措施

(一)引产的护理

(1)核对预产期,确定孕周。

(2)查看医师查房记录和辅助检查结果,了解宫颈成熟度、胎儿成熟度、头盆关系、妊娠合并症及并发症的防治方案。

(3)协助完成胎心监护和超声检查,了解胎儿宫内状况。

(4)若胎肺未成熟,遵医嘱,先完成促胎肺成熟治疗后引产。

(5)根据医嘱准备药物。①可控释地诺前列酮栓(普贝生):是一种可控制释放的前列腺素 E_2(PGE_2)栓剂,含有 10 mg 地诺前列酮,以 0.3 mg/h 的速度缓慢释放,需低温保存。②米索前列醇:是一种人工合成的前列腺素 E_1(PGE_1)制剂,有 100 μg 和 200 μg 2 种片剂。

(6)做好预防并发症的准备,包括阴道助产及剖宫产的人员和设备准备。

(二)用药护理

协助医师完成药物置入,并记录上药时间。

1.可控释地诺前列酮栓(普贝生)促宫颈成熟

(1)方法:外阴消毒后将可控释地诺前列酮栓置于阴道后穹隆深处,并旋转 90°,使栓剂横置于阴道后穹隆,在阴道口外保留 2～3 cm 终止带,以便于取出。

(2)护理:置入普贝生后,嘱孕妇平卧 20～30 分钟,以利栓剂吸水膨胀;2 小时后经复查,栓剂仍在原位,孕妇可下地活动。

2.米索前列醇促宫颈成熟

(1)方法:外阴消毒后将置米索前列醇于阴道后穹隆深处,每次阴道内放药剂量为 25 μg,放药时不要将药物压成碎片。

(2)护理:用药后,密切监测宫缩、胎心率及母儿状况。

3.药物取出指征

出现下列情况,应通知医师评估后取出药物。①规律宫缩,Bishop 评分≥6 分。②自然破膜或行人工破膜术。③子宫收缩过频(每 10 分钟 5 次及以上的宫缩)。④置药 24 小时。⑤有胎儿出现不良状况的证据:胎动减少或消失、胎动过频、电子胎心监护结果分级为Ⅱ类或Ⅲ类。⑥出现不能用其他原因解释的母体不良反应,如恶心、呕吐、腹泻、发热、低血压、心动过速或者阴道流血增多。

(三)催产护理

根据产程评估情况,选择催产方法,并准备相应设备、用具和药品。

(1)选择人工破膜者,按人工破膜操作准备。

(2)选择自然催产法者,提供活动放松、变换体位、进食饮水的支持和指导。

(3)选择应用缩宫素者,则遵医嘱准备药物及溶酶、胎心监护仪,安排专人守护。

(四)用药护理

缩宫素应用。

(1)开放静脉通道:先接入乳酸钠林格液 500 mL(不加缩宫素),行静脉穿刺,按8滴/分调节好滴速。

(2)遵医嘱,配置缩宫素:方法是将将 2.5 U 缩宫素加入 500 mL 林格液或生理盐水中,充分摇匀,配成0.5%浓度的缩宫素溶液,相当于每毫升液体含 5 mU缩宫素,以每毫升 15 滴计算相当于每滴含缩宫素0.33 mU,从每分钟 8 滴开始。若使用输液泵,起始剂量为 0.5 mL/min。

(3)根据宫缩、胎心情况调整滴速,一般每隔 20 分钟调整 1 次。应用等差法,即从每分钟8滴(2.7 mU/min)调整至 16 滴(5.4 mU/min),再增至 24 滴(8.4 mU/min);为安全起见也可从每分钟 8 滴开始,每次增加 4 滴,直至出现有效宫缩(10 分钟内出现 3 次宫缩,每次宫缩持续30~60 秒);最大滴速不得超过40 滴/分即 13.2 mU/min,如达到最大滴速仍不出现有效宫缩,可增加缩宫素的浓度,但缩宫素的应用量不变。增加浓度的方法是以乳酸钠林格注射液 500 mL中加 5 U 缩宫素变成1%缩宫素浓度,先将滴速减半,再根据宫缩情况进行调整,增加浓度后,最大增至每分钟 40 滴(26.4 mU),原则上不再增加滴数和缩宫素浓度。

(4)专人守护,密切监测宫缩情况、产程进展及胎心率变化,有条件者建议使用胎儿电子监护仪连续监护。

(五)心理护理

(1)关注孕妇焦虑、紧张程度并分析原因,营造安全舒适的环境,缓解紧张情绪,降低焦虑水平。

(2)向孕产妇及其家人讲解催产和引产的相关知识,做到知情选择。

(3)专人守护,增加信任度和安全感,降低发生风险的可能。

(4)允许家人陪伴,可降低孕产妇焦虑水平。

(六)危急状况处理

若出现宫缩过强/过频(连续两个 10 分钟内都有 6 次或以上宫缩,或者宫缩持续时间超过 120 秒)、胎心率变化(>160 次/分或<110 次/分,宫缩过后不恢复)、子宫病理性缩复环、孕产妇呼吸困难等,应进行下述处理。

(1)立即停止使用催产和引产的药物。

(2)立即改变体位呈左侧或右侧卧位;面罩吸氧 10 L/min;静脉输液(不含缩宫素)。

(3)报告责任医师,遵医嘱静脉给予子宫松弛剂,如利托君或 25%硫酸镁等。

(4)立即行阴道检查,了解产程进展,未破膜者给予人工破膜术,观察羊水有无胎粪污染及其程度。

(5)如果胎心率不能恢复正常,进行剖宫产的准备。

(6)如母儿情况、时间及条件允许,可考虑转诊。

四、健康指导

(1)向孕妇及其家人讲解催产和引产的目的、药物和方法选择,让其得到充分知情,理性选择。

(2)讲解催产和引产的注意事项:①不得自行调整缩宫素滴注速度。②未征得医护人员的允许,不得自行改变体位及下床活动。

(3)随时告知临产、产程及母儿状况的信息,增强缩宫引产成功的信心。

(4)孕产妇在催产和引产期间须经照护的医护人员判断,是否符合如下条件:①缩宫素剂量稳定。②孕产妇情况稳定,没有并发症。③胎儿情况稳定,没有窘迫的征象时,才被允许活动、改变体位。

（5）指导孕产妇利用呼吸的方法来放松及减轻宫缩痛。

五、注意事项

（1）严格掌握适应证及禁忌证，杜绝无指征的引产。

（2）催产和引产前，一定要认真阅读病历资料，仔细核对预产期，尽量避免被动、单纯执行医嘱，防止人为的早产和不必要的引产。

（3）严格遵循操作规范，正确选择催产方法，尽量应用自然催产法。

（4）遵医嘱准备和使用药物时，认真核对药物名称、用量、给药途径及方法，确保操作准确无误，不能随意更改和追加药物剂量、浓度及速度。

（5）密切观察母儿情况，包括宫缩强度、频率、持续时间、产程进展及胎心率变化，有条件的医院，应常规进行胎心监护并随时分析监护结果，及时记录。

（6）对于促宫颈成熟引产者，如需加用缩宫素，应该在米索前列醇最后一次放置后 4 小时以上，并阴道检查证实药物已经吸收；普贝生取出至少 30 分钟后方可。

（7）应用米索前列醇者，应留在产房观察，监测宫缩和胎心率，如放置后 6 小时仍无宫缩，在重复使用米索前列醇前应行阴道检查，重新评估宫颈成熟度，了解原放置的药物是否溶化、吸收，如未溶化和吸收者则不宜再放，每天总量不得超过 50 μg，以免药物吸收过多。一旦出现宫缩过频，应立即进行阴道检查，并取出残留药物。

（8）因缩宫素个体敏感度差异极大，应用时应特别注意：①要有专人观察宫缩强度、频率、持续时间及胎心率变化并及时记录，调好宫缩后行胎心监护。破膜后要观察羊水量及有无胎粪污染及其程度。②应从小剂量开始循序增量。③禁止肌内、皮下、穴位注射及鼻黏膜用药。④输液量不宜过大，以防止发生水中毒。⑤警惕变态反应。⑥宫缩过强应及时停用缩宫素，必要时使用宫缩抑制剂。

（9）因缩宫素的应用可能会影响体内激素的平衡和产后子宫收缩，而愉悦的心情会增加内源性缩宫素的分泌，故应创造条件，改变分娩环境，允许产妇家人陪伴，让产妇愉快、舒适、充满自信，保持内源性缩宫素的分泌，尽量少用或不用缩宫素。

第二节 自 然 流 产

妊娠不足 28 周、胎儿体重不足 1 000 g 而终止者,称为流产。妊娠 12 周前终止者,称为早期流产;妊娠 12 周至不足 28 周终止者,称为晚期流产。流产分为自然流产和人工流产。自然流产占妊娠总数的 10%～15%,其中早期流产占 80% 以上。

一、病因

自然流产的病因包括胚胎因素、母体因素、免疫功能异常和环境因素。

(一)胚胎因素

染色体异常是早期流产最常见的原因,半数以上与胚胎染色体异常有关。染色体异常包括数目异常和结构异常。除遗传因素外,感染、药物等因素也可引起胚胎染色体异常。若发生流产,多为空孕囊或已退化的胚胎。少数至妊娠足月可能娩出畸形儿,或有代谢及功能缺陷。

(二)母体因素

1.全身性疾病

全身性疾病(如严重感染、高热等疾病)会刺激孕妇的子宫强烈收缩导致流产;引发胎儿缺氧(如严重贫血或心力衰竭)、胎儿死亡(如细菌毒素和某些病毒如巨细胞病毒、单纯疱疹病毒经胎盘进入胎儿血液循环)或胎盘梗死(如孕妇患慢性肾炎或高血压)均可导致流产。

2.生殖器官异常

子宫畸形(如子宫发育不良、双子宫、子宫纵隔等)和子宫肿瘤(如黏膜下肌瘤等),均可影响胚胎着床发育而导致流产。宫颈重度裂伤、宫颈内口松弛引发胎膜早破而发生晚期自然流产。

3.内分泌异常

黄体功能不足、甲状腺功能减退、严重糖尿病血糖未能控制等,均可导致流产。

4.强烈应激与不良习惯

妊娠期无论严重的躯体(如手术、直接撞击腹部、性交过频)或心理(过度紧张、焦虑、恐惧、忧伤等精神创伤)的不良刺激均可导致流产。孕妇过量吸烟、酗酒、过量饮咖啡、二醋吗啡(海洛因)等,均有导致流产的报道。

5.免疫功能异常

胚胎及胎儿属于同种异体移植物。母体对胚胎及胎儿的免疫耐受是胎儿在母体内得以生存的基础。若孕妇于妊娠期间对胎儿免疫耐受降低可致流产。

6.环境因素

过多接触放射线和砷、铅、甲醛、苯、氯丁二烯、氧化乙烯等化学物质,都有可能引起流产。

二、病理

孕 8 周前的早期流产,胚胎多先死亡。随后发生底蜕膜出血并与胚胎绒毛分离、出血,已分离的胚胎组织作为异物有可引起子宫收缩,妊娠物多能完全排出。因这时胎盘绒毛发育不成熟,与子宫蜕膜联系尚不牢固,胚胎绒毛易与底蜕膜分离,出血不多。早期流产时胚胎发育异常,一类是全胚发育异常,即生长结构障碍,包括无胚胎、结节状胚、圆柱状胚和发育阻滞胚;另一类是特殊发育缺陷,以神经管畸形、肢体发育缺陷等最常见。孕 8~12 周时胎盘绒毛发育茂盛,与底蜕膜联系较牢固,流产的妊娠物往往不易完整排出,部分妊娠物滞留在宫腔内,影响子宫收缩,导致出血量较多。孕 12 周以后的晚期流产,胎盘已完全形成,流产时会先出现腹痛,然后排出胎儿、胎盘。胎儿在宫腔内死亡过久,被血块包围,形成血样胎块而引起出血不止;也可因血红蛋白长久被吸收而形成肉样胎块,或胎儿钙化后形成石胎。其他尚可见压缩胎儿、纸样胎儿、浸软胎儿、脐带异常等病理表现。

三、临床表现

主要为停经后阴道流血和腹痛。

(一)孕 12 周前的早期流产

开始时绒毛与蜕膜剥离,血窦开放,出现阴道流血,剥离的胚胎和血液刺激子宫收缩,排出胚胎或胎儿,产生阵发性下腹部疼痛。胚胎或胎儿及其附属物完全排出后,子宫收缩,血窦闭合,出血停止。

(二)孕 12 周后的晚期流产

晚期流产的临床过程与早产和足月产相似,胎儿娩出后胎盘娩出,出血不多。

由此可见,早期流产的临床全过程表现为先出现阴道流血,而后出现腹痛。晚期流产的临床全过程表现为先出现腹痛(阵发性子宫收缩),而后出现阴道流血。

四、临床类型

按自然流产发展的不同阶段,分为以下临床类型。

(一)先兆流产

先兆流产是指妊娠 28 周前先出现少量阴道流血,常为暗红色或血性白带,无妊娠物排出,随后出现阵发性下腹痛或腰背痛。妇科检查可见宫颈口未开,胎膜未破,子宫大小与停经周数相符。经休息及治疗后症状消失,可继续妊娠;若阴道流血量增多或下腹痛加剧,可发展为难免流产。

(二)难免流产

难免流产是指流产不可避免。在先兆流产基础上,阴道流血量增多,阵发性下腹痛加剧,或出现阴道流液(胎膜破裂)。产科检查可见宫颈口已扩张,有时可见胚胎组织或胎囊堵塞于宫颈口内,子宫大小与停经周数基本相符或略小。

(三)不全流产

不全流产是指难免流产继续发展,部分妊娠物排出宫腔,且部分残留于宫腔内或嵌顿于宫颈口处,或胎儿排出后胎盘滞留宫腔或嵌顿于宫颈口,影响子宫收缩,导致大量出血,甚至发生休克。产科检查见宫颈口已扩张,宫颈口有妊娠物堵塞及持续性血液流出,子宫小于停经周数。

(四)完全流产

完全流产是指妊娠物已全部排出,阴道流血逐渐停止,腹痛逐渐消失。产科检查可见宫颈口已关闭,子宫接近正常大小。

自然流产的临床过程简示如下:

$$
先兆流产 \begin{cases} 继续妊娠 \\ 难免流产 \begin{cases} 不全流产 \\ 完全流产 \end{cases} \end{cases}
$$

(五)其他特殊情况

流产有以下 3 种特殊情况。

1.稽留流产

稽留流产又称过期流产。指胚胎或胎儿已死亡滞留宫腔内未能及时自然排出者。典型表现为早孕反应消失,有先兆流产症状或无任何症状,子宫不再增大反而缩小。若已到中期妊娠,孕妇腹部不见增大,胎动消失。产科检查可见宫颈口未开,子宫较停经周数小,质地不软,未闻及胎心。

2.复发性流产

复发性流产是指连续自然流产 3 次及 3 次以上者。每次流产多发生于同一妊娠月份,其临床经过与一般流产相同。早期流产常见原因为胚胎染色体异常、免疫功能异常、黄体功能不足、甲状腺功能减退症等。晚期流产常见原因为子宫畸形或发育不良、宫颈内口松弛、子宫肌瘤等。宫颈内口松弛常发生于妊娠中期,胎儿长大,羊水增多,宫腔内压力增加,羊膜囊经宫颈内口突出,宫颈管逐渐缩短、扩张。患者常无自觉症状,一旦胎膜破裂,胎儿立即娩出。

3.流产合并感染

在流产过程中,若阴道流血时间长,有组织残留于宫腔内或非法堕胎,有可能引起宫腔感染,常为厌氧菌及需氧菌混合感染,严重感染可扩展至盆腔、腹腔甚至全身,并发盆腔炎、腹膜炎、败血症及感染性休克。

五、处理

确诊流产后,应根据自然流产的不同类型进行相应处理。

(一)先兆流产

卧床休息,禁性生活,必要时给予对胎儿危害小的镇静剂。黄体功能不足者可肌内注射黄体酮注射液10~20 mg,每天或隔天一次,也可口服维生素 E 保胎治疗;甲状腺功能减退者可口服小剂量甲状腺片。经治疗 2 周,若阴道流血停止,B超检查提示胚胎存活,可继续妊娠。若临床症状加重。B超检查发现胚胎发育不良(β-人绒毛膜促性腺激素持续不升或下降),表明流产不可避免,应终止妊娠。此外,应重视心理治疗,使其情绪安定,增强信心。

(二)难免流产

一旦确诊,应尽早使胚胎及胎盘组织完全排出。早期流产应及时行刮宫术,对妊娠物应仔细检查,并送病理检查。晚期流产时,子宫较大,出血较多,可用缩宫素 10~20 U 加于 5%葡萄糖注射液 500 mL 中静脉滴注,促进子宫收缩。当胎儿及胎盘排出后检查是否完全,必要时刮宫以清除宫腔内残留的妊娠物,并给予抗生素预防感染。

(三)不全流产

一经确诊,应尽快行刮宫术或钳刮术,清除宫腔内残留组织。阴道大量出血伴休克者,应同时输血输液,并给予抗生素预防感染。

(四)完全流产

流产症状消失,B超检查证实宫腔内无残留物,若无感染征象,不需特殊处理。

(五)稽留流产

处理较困难,胎盘组织机化,与子宫壁紧密粘连,致使刮宫困难。稽留时间过长可能发生凝血功能障碍,导致弥散性血管内凝血,造成严重出血。处理前应检查血常规、出凝血时间、血小板计数、血纤维蛋白原、凝血酶原时间、凝血块收缩试验及血浆鱼精蛋白副凝试验(3P试验)等,并做好输血准备。子宫<12孕周者,可行刮宫术,术中肌内注射缩宫素,手术时应特别小心,避免子宫穿孔,一次不能刮净,于5～7天后再次刮宫。子宫>12孕周者,应静脉滴注缩宫素,促使胎儿、胎盘排出。若出现凝血功能障碍,应尽早使用肝素、纤维蛋白原及输新鲜血、新鲜冷冻血浆等,待凝血功能好转后,再行刮宫。

(六)复发性流产

染色体异常夫妇应于孕前进行遗传咨询,确定是否可以妊娠;女方通过产科检查、子宫输卵管造影及宫腔镜检查明确子宫有无畸形与病变,有无宫颈内口松弛等。宫颈内口松弛者应在妊娠前行宫颈内口修补术,或于孕14～18周行宫颈内口环扎术,术后定期随诊,提前住院,待分娩发动前拆除缝线。若环扎术后有流产征象,治疗失败,应及时拆除缝线,以免造成宫颈撕裂。当原因不明的习惯性流产妇女出现妊娠征兆时,应及时补充维生素E、肌内注射黄体酮注射液10～20 mg,每天1次,或肌内注射人绒毛膜促性腺激素3 000 U,隔天1次,用药至孕12周时即可停药。应安抚患者情绪并嘱卧床休息、禁性生活。有学者对不明原因的复发流产患者行主动免疫治疗,将丈夫的淋巴细胞在女方前臂内侧或臀部做多点皮内注射,妊娠前注射2～4次,妊娠早期加强免疫1～3次,妊娠成功率达86%。

(七)流产合并感染

治疗原则为在控制感染的同时尽快清除宫内残留物。若阴道流血不多,先选用广谱抗生素2～3天,待感染控制后再行刮宫。若阴道流血量多,静脉滴注抗生素及输血的同时,先用卵网钳将宫腔内残留大块组织夹出,使出血减少,切不可用刮匙全面搔刮宫腔,以免造成感染扩散。术后应继续用广谱抗生素,待感染控制后再行彻底刮宫。若已合并感染性休克者,应积极进行抗休克治疗,病情稳定后再行彻底刮宫。若感染严重或有盆腔脓肿形成,应行手术引流,必要时切除子宫。

六、护理

(一)护理评估

1.病史

停经、阴道流血和腹痛是流产孕妇的主要症状。应详细询问患者停经史、早孕反应情绪;阴道流血的持续时间与阴道流血量;有无腹痛,腹痛的部位、性质及程度。此外,还应了解阴道有无水样排液,排液的色、量和有无臭味,以及有无妊娠产物排出等。对于既往病史,应全面了解孕妇在妊娠期间有无全身性疾病、生殖器官疾病、内分泌功能失调及有无接触有害物质等,以识别发生流产的诱因。

2.临床表现

流产孕妇可因出血过多而出现休克,或因出血时间过长、宫腔内有残留组织而发生感染。因此,护士应全面评估孕妇的各项生命体征。判断流产类型,尤其须注意与贫血及感染相关的征象。

各型流产的具体临床表现见表 8-1。

表 8-1　各型流产的临床表现

类型	病史			妇科检查	
	出血量	下腹痛	组织排出	宫颈口	子宫大小
先兆流产	少	无或轻	无	闭	与妊娠周数相符
难免流产	中至多	加剧	无	扩张	相符或略小
不全流产	少至多	减轻	部分排出	扩张或有物堵塞或闭	小于妊娠周数
完全流产	少至无	无	全部排出	闭	正常或略大

流产孕妇的心理状况以焦虑和恐惧为特征。孕妇面对阴道流血往往会不知所措,甚至有过度严重化情绪,同时对胎儿健康的担忧也会直接影响孕妇的情绪反应,孕妇可能会表现伤心、郁闷、烦躁不安等。

3.诊断检查

(1)产科检查:在消毒条件下进行妇科检查,进一步了解宫颈口是否扩张、羊膜是否破裂、行无妊娠产物堵塞于宫颈口内;子宫大小与停经周数是否相符、有无压痛等,并应检查双侧附件有无肿块、增厚及压痛等。

(2)实验室检查:多采用放射免疫方法对人绒毛膜促性腺激素、胎盘生乳素(HPL)、雌激素和孕激素等进行定量测定,如测定的结果低于正常值,提示有流产可能。

(3)B超检查:超声显像可显示有无胎囊、胎动、胎心等,从而可诊断并鉴别流产及其类型,指导正确处理。

(二)护理诊断

1.有感染的危险

与阴道出血时间过长、宫腔内有残留组织等因素有关。

2.焦虑

与担心胎儿健康等因素有关。

(三)护理目标

(1)出院时护理对象无感染征象。

(2)先兆流产孕妇能积极配合保胎措施,继续妊娠。

(四)护理措施

对于不同类型的流产孕妇,处理原则不同,其护理措施也有差异。护理时在全面评估孕妇身心状况的基础上,综合病史及诊断检查,明确基本处理原则,认真执行医嘱,积极配合医师,为流产孕妇进行诊断,并为之提供相应的护理措施。

1.先兆流产孕妇的护理

先兆流产孕妇需卧床休息,禁止性生活,禁用肥皂水灌肠,以减少各种刺激。护士除了为其提供生活护理外,通常遵医嘱给孕妇适量镇静剂、孕激素等。随时评估孕妇的病情变化,如是否腹痛加重、阴道流血量增多等。此外,由于孕妇的情绪状态也会影响其保胎效果,因此护士还应注意观察孕妇的情绪反应,加强心理护理,从而稳定孕妇情绪,增强保胎信心。护士需向孕妇及家属讲明以上保胎措施的必要性,以取得孕妇及家属的理解和配合。

2.妊娠不能再继续者的护理

护士应积极采取措施,及时采取终止妊娠的措施,协助医师完成手术过程,使妊娠产物完全排出,同时开放静脉,做好输液、输血准备,并严密检测孕妇的体温、血压及脉搏。观察其面色、腹痛、阴道流血及与休克有关的征象。有凝血功能障碍者应予以纠正,然后再行引产或手术。

3.预防感染

护士应检测患者的体温、血常规及阴道流血,以及分泌物的性质、颜色、气味等,并严格执行无菌操作规程,加强会阴部的护理。指导孕妇使用消毒会阴垫,保持会阴部清洁,维持良好的卫生习惯。当护士发现感染征象后应及时报告医师,并按医嘱进行抗感染处理。此外,护士还应嘱患者流产后 1 个月返院复查,确定无禁忌证后,方可开始性生活。

4.协助患者顺利渡过悲伤期

患者由于失去婴儿,往往会出现伤心、悲哀等情绪反应,护士应给予同情和理解,帮助患者及家属接受现实,顺利渡过悲伤期。此外,护士还应与孕妇及其家属共同讨论此次流产的原因,并向他们讲解有关流产的相关知识,帮助他们为再次妊娠做好准备。有习惯性流产史的孕妇在下一次妊娠确诊后卧床休息,加强营养,禁止性生活;补充 B 族维生素、维生素 E、维生素 C 等;治疗期必须超过以往发生流产的妊娠月份。病因明确者,应积极接受对因治疗。黄体功能不足者,按医嘱正确使用黄体酮治疗,以预防流产。子宫畸形者须在妊娠前先进行矫正手术。宫颈内口松弛者应在未妊娠前做宫颈内口松弛修补术。如已妊娠,则可在妊娠 14～16 周时行子宫内口缝扎术。

(五)护理评价

(1)护理对象体温正常,血红蛋白及白细胞计数正常,无出血、感染征象。

(2)先兆流产孕妇配合保胎治疗,继续妊娠。

第三节 早 产

早产是指妊娠满 28 周至不足 37 周(196～258 天)间分娩者。此时娩出的新生儿称为早产儿,体重为 1 000～2 499 g,各器官发育尚不够健全,出生孕周越小,体重越轻,预后越差。国内早产占分娩总数的 5%～15%。约 15%早产儿于新生儿期死亡。近年来由于早产儿治疗学及监护手段的进步,其生存率明显提高,伤残率下降,国外学者建议将早产定义时间上限提前到妊娠 20 周。

一、病因

诱发早产的常见原因有:①胎膜早破、绒毛膜羊膜炎最常见,30%～40%早产与此有关;②下生殖道及泌尿道感染,如 B 族溶血性链球菌、沙眼衣原体、支原体感染、急性肾盂肾炎等;③妊娠并发症与合并症,如妊娠期高血压疾病、妊娠期肝内胆汁淤积症,妊娠合并心脏病、慢性肾炎、病毒性肝炎、急性肾盂肾炎、急性阑尾炎、严重贫血、重度营养不良等;④子宫过度膨胀及胎盘因素,如羊水过多、多胎妊娠、前置胎盘、胎盘早剥、胎盘功能减退等;⑤子宫畸形,如纵隔子宫、双角子宫等;⑥宫颈内口松弛;⑦每天吸烟>10 支,酗酒。

二、临床表现

早产的主要临床表现是子宫收缩,最初为不规则宫缩,常伴有少许阴道流血或血性分泌物,以后可发展为规则宫缩,其过程与足月临产相似,胎膜早破较足月临产多见。宫颈管先逐渐消退,然后扩张。妊娠满 28 周至不足 37 周出现至少 10 分钟一次的规则宫缩,伴宫颈管缩短,可诊断先兆早产。妊娠满 28 周至不足 37 周出现规则宫缩(20 分钟≥4 次,或 60 分钟≥8 次,持续>30 秒),伴宫颈缩短≥80%,宫颈扩张 1 cm 以上,诊断为早产临产。部分患者可伴有少量阴道流血或阴道流液。以往有晚期流产、早产史及产伤史的孕妇容易发生早产。诊断早产一般并不困难,但应与妊娠晚期出现的生理性子宫收缩相区别。生理性子宫收缩一般不规则、无痛感,且不伴有宫颈管消退和宫口扩张等改变。

三、处理原则

若胎膜未破,胎儿存活,无胎儿窘迫,无严重妊娠并发症及合并症时,应设法抑制宫缩,尽可能延长孕周;若胎膜已破,早产不可避免时,应设法提高早产儿存活率。

四、护理

(一)护理评估

1.病史

详细评估可致早产的高危因素,如孕妇以往有流产、早产史或本次妊娠期有阴道流血史,则发生早产的可能性大,应详细询问并记录患者既往出现的症状及接受治疗的情况。

2.身心诊断

妊娠晚期者子宫收缩规律(20 分钟≥4 次),伴以宫颈管消退≥75%,以及进行性宫颈扩张2 cm 以上时,可诊断为早产者临产。

早产已不可避免时,孕妇常会不自觉地把一些相关的事情与早产联系起来而产生自责感;由于孕妇对结果的不可预知,恐惧、焦虑、猜测也是早产孕妇常见的情绪反应。

3.辅助检查

通过全身检查及产科检查,结合阴道分泌物的生化指标检测,核实孕周,评估胎儿成熟度、胎方位等;观察产程进展,确定早产的进程。

(二)可能的护理诊断

1.有新生儿受伤的危险

与早产儿发育不成熟有关。

2.焦虑

与担心早产儿预后有关。

(三)预期目标

(1)新生儿不存在因护理不当而产生的并发症。

(2)患者能平静地面对事实,接受治疗及护理。

(四)护理措施

1.预防早产

孕妇良好的身心状况可减少早产的发生,突发的精神创伤也可诱发早产,因此,应做好孕期保健工作,指导孕妇加强营养,保持平静心情。避免诱发宫缩的活动,如抬举重物、性生活等。高危孕妇必须多卧床休息,以左侧卧位为宜,以增加子宫血液循环,改善胎儿供氧,慎做肛查和引导检查等,积极治疗并发症。宫颈内口松弛者应于孕14~18周或更早些时间做预防性宫颈环扎术,防止早产的产生。

2.药物治疗的护理

先兆早产的主要治疗为抑制宫缩,与此同时,还要积极控制感染治疗并发症和合并症。护理人员应能明确具体药物的作用和用法,并能识别药物的不良反应,以避免毒性作用的发生,同时,应对患者做相应的健康教育。常用抑制宫缩的药物有以下几类。

(1)β肾上腺素受体激动素:其作用为激动子宫平滑肌β受体,从而抑制宫缩。此类药物的不良反应为心跳加快、血压下降、血糖增高、血钾降低、恶心、出汗、头痛等。常用药物有利托君、沙丁胺醇等。

(2)硫酸镁:镁离子直接作用于肌细胞,使平滑肌松弛,抑制子宫收缩。一般采用25%硫酸镁20 mL加于5%葡萄糖液100~250 mL中,在30~60分钟内缓慢静脉滴注,然后用 25% 硫酸镁 20～10 mL 加于 5% 葡萄糖液 100～250 mL 中,以每小时 1～2 g 的速度缓慢静脉滴注,直至宫缩停止。

(3)钙通道阻滞剂:阻滞钙离子进入细胞而抑制宫缩。常采用硝苯地平 5～10 mg,舌下含服,每天 3 次。用药时必须密切注意孕妇及血压的变化,若合并使用硫酸镁时更应慎重。

(4)前列腺素合成酶抑制剂:前列腺素有刺激子宫收缩和软化宫颈的作用,其抑制剂则有减少前列腺素合成的作用,从而抑制宫缩。常用药物有吲哚美辛及阿司匹林等,但此类药物可抑制胎儿前列腺素的合成和释放,使胎儿体内前列腺素减少,而前列腺素有维持胎儿动脉导管开放的作用,缺乏时导管可能过早关闭而致胎儿血液循环障碍。因此,临床已较少应用,必要时仅能短期(不超过 1 周)服用。

3.预防新生儿并发症的发生

在保胎过程中,应每天行胎心监护,教会患者自数胎动,有异常时及时采用应对措施。在分娩前按医嘱给孕妇糖皮质激素(如地塞米松、倍他米松等),可促胎肺成熟,是避免发生新生儿呼吸窘迫综合征的有效步骤。

4.为分娩做准备

如早产已不可避免,应尽早决定合理分娩的方式,如臀位、横位。估计胎儿成熟度低而产程又需较长时间者,可选用剖宫产术结束分娩;经阴道分娩者,应考虑使用产钳和会阴切开术以缩短产程,从而减少分娩过程中对胎头的压迫。同时,充分做好早产儿保暖和复苏的准备,临产后慎用镇静剂,避免发生新生儿呼吸抑制的情况;产程中应给孕妇吸氧;新生儿出生后,立即结扎脐带,防止过多母血进入胎儿循环,造成循环系统负荷过载。

5.为孕妇提供心理支持

安排时间与孕妇进行开放式的讨论,让患者了解早产的发生并非她的过错,有时甚至是无缘由的;也要避免为减轻孕妇的愧疚感而给予过于乐观的保证。由于早产是出乎意料的,孕妇多没有精神和物质准备,对产程的孤独无助感尤为敏感,因此,丈夫、家人和护士在身旁提供支持比足月分娩更显重要,并能帮助孕妇重建自尊,以良好的心态承担早产儿母亲的角色。

(五)护理评价

(1)患者能积极配合医护措施。

(2)母婴顺利经历全过程。

参考文献

[1] 刘巍,王爱芬,吕海霞.临床妇产疾病诊治与护理[M].汕头:汕头大学出版社,2021.

[2] 鲁琦.新生儿护理手册[M].合肥:中国科学技术大学出版社,2021.

[3] 刘爱杰,张芙蓉,景莉,等.实用常见疾病护理[M].青岛:中国海洋大学出版社,2021.

[4] 张晓霞,于丽丽.外科护理[M].济南:山东人民出版社,2021.

[5] 周晓丹.现代临床护理与护理管理[M].北京:科学技术文献出版社,2021.

[6] 刘楠楠.内科护理[M]北京:人民卫生出版社,2021.

[7] 高淑平.专科护理技术操作规范[M].北京:中国纺织出版社,2021.

[8] 张俊英.精编临床常见疾病护理[M].青岛:中国海洋大学出版社,2021.

[9] 张翠华,张婷,王静,等.现代常见疾病护理精要[M].青岛:中国海洋大学出版社,2021.

[10] 徐明明.现代护理管理与临床护理实践[M].北京:科学技术文献出版社,2021.

[11] 吴雯婷.实用临床护理技术与护理管理[M].北京:中国纺织出版社,2021.

[12] 万霞.现代专科护理及护理实践[M].开封:河南大学出版社,2020.

[13] 张薇薇.基础护理技术与各科护理实践[M].开封:河南大学出版社,2021.

[14] 窦超.临床护理规范与护理管理[M].北京:科学技术文献出版社,2020.

[15] 吕巧英.医学临床护理实践[M].开封:河南大学出版社,2020.

[16] 王秀琴,肖靖琼,王芃.护理技能综合实训[M].武汉:华中科技大学出版社,2021.

[17] 郝金霞,侯平花,吴委玲.护理临床实践[M].北京/西安:世界图书出版公司,2021.

[18] 黄涛,王丹凤.新编护理教育[M].郑州:郑州大学出版社,2021.

[19] 陈凌,杨满青,林丽霞.心血管疾病临床护理[M].广州:广东科学技术出版社,2021.

[20] 高正春.护理综合技术[M].武汉:华中科技大学出版社,2021.

[21] 吴旭友,王奋红,武烈.临床护理实践指引[M].济南:山东科学技术出版社,2021.

[22] 李峰.护理综合实训教程[M].济南:山东大学出版社,2021.

[23] 陈素清.现代实用护理技术[M].青岛:中国海洋大学出版社,2021.

[24] 王岩.护理基础与临床实践[M].北京:化学工业出版社,2021.

[25] 孙爱针.现代内科护理与检验[M].汕头:汕头大学出版社,2021.

[26] 奖争艳.外科护理技术[M].上海:同济大学出版社,2021.

[27] 邓芬燕,孙媛,邹冬媚.临床常见疾病诊疗与护理[M]北京/西安:世界图书出版公司,2021.

[28] 章志霞.现代临床常见疾病护理[M].北京:中国纺织出版社,2021.

[29] 迟玉春.现代急危重症护理[M].北京:科学技术文献出版社,2021.

[30] 于红,刘英,徐惠丽,等.临床护理技术与专科实践[M]成都:四川科学技术出版社,2021.

[31] 刘峥.临床专科疾病护理要点[M].开封:河南大学出版社,2021.

[32] 张海芝.实用常见疾病临床护理[M].北京:科学技术文献出版社,2021.

[33] 潘文彦.实用重症临床护理规范[M].上海:复旦大学出版社,2021.

[34] 赵静.新编临床护理基础与操作[M].开封:河南大学出版社,2021.

[35] 游桂英,温雅.心血管病内科护理手册[M].成都:四川大学出版社,2021.

[36] 周平,归纯漪,王方,等.眼耳鼻喉科专科护理技术管理多终端信息系统的开发与应用[J].护理学杂志,2021,36(2):12-14.

[37] 纪美娥,张琪.协同护理模式在心内科护理中的应用价值分析[J].中国卫生标准管理,2021,12(1):128-130.

[38] 蔡晓芳,胡斌春,戴丽琳,等.心内科疾病诊断相关组权重与护理工作量的相关性研究[J].护理学杂志,2021,36(11):56-59.

[39] 李晓玲,陈新艳.现代护理模式在急诊眼外伤患者救治和康复治疗过程中的应用[J].山西医药杂志,2021,50(22):3193-3196.

[40] 张丽,陈晨,王晶心.探究PDCA循环管理在呼吸科临床护理教学中的带教效果[J].新疆医学,2021,51(11):1331-1332.